糖尿病

衣 食 住 行

一看就懂

冯 凯 主编

吉林科学技术出版社

图书在版编目（CIP）数据

糖尿病衣食住行一看就懂 / 冯凯主编 . —长春：
吉林科学技术出版社，2022.8
ISBN 978-7-5578-9233-3

Ⅰ.①糖… Ⅱ.①冯… Ⅲ.①糖尿病－防治 Ⅳ.
①R587.1

中国版本图书馆 CIP 数据核字 (2022) 第 033369 号

糖尿病衣食住行一看就懂
TANGNIAOBING YI-SHI-ZHU-XING YI KAN JIU DONG

主　　编	冯　凯	
出版人	宛　霞	
责任编辑	宿迪超	
助理编辑	郭劲松	
装帧设计	陈卓通	
制　　版	上品励合（北京）文化传播有限公司	
幅面尺寸	170 mm×240 mm	
开　　本	16	
字　　数	200 千字	
印　　张	13	
页　　数	208	
印　　数	1-7 000 册	
版　　次	2022 年 8 月第 1 版	
印　　次	2022 年 8 月第 1 次印刷	
出　　版	吉林科学技术出版社	
发　　行	吉林科学技术出版社	
社　　址	长春市福祉大路 5788 号出版大厦 A 座	
邮　　编	130118	

发行部电话 / 传真　0431-81629529 81629530 81629531
　　　　　　　　　　81629532 81629533 81629534
储运部电话　0431-86059116
编辑部电话　0431-81629378
印　　刷　长春百花彩印有限公司
书　　号　ISBN 978-7-5578-9233-3
定　　价　49.90 元
如有印装质量问题可寄出版社调换
版权所有　翻印必究　举报电话：0431-81629517

前言——
血糖如水，让它往低处流吧

糖尿病是一种常见的代谢性疾病，在经济发达的国家患病率更高，而且逐渐趋于年轻化。有人说，糖尿病是一种"富贵病"。你是不是满脸大写的问号？确实如此！糖尿病是吃出来的疾病，毫无节制地进食大鱼大肉，不讲究营养的饮食搭配，不关注每日膳食摄入的热量或糖分，生理机能终究有一天会瘫痪，控制血糖的机制也会彻底被损坏，血糖一发不可收拾地攀升，糖尿病及其并发症将长年累月地"纠缠"你。

不仅如此，糖尿病也是生活方式混乱"养"出来的。不吃早餐、过饱过饥的饮食习惯、长期熬夜、毫无节制地抽烟酗酒、肆无忌惮地任由身体长肉、长期久坐或久站、不爱运动……你的身体机能逐渐失去活力，变得病恹恹的，血糖、血压、血脂异常问题接连来"串门"，你的病痛生活正式开始。

当身体出现问题，当血糖迅速上升，你一定要稳住心理防线，准确定位，找准病因，合理地对症下药。在合理用药、科学监测血糖的基础上，进行饮食、运动、生活方面的调节，控制甚至降低血糖并非难事！但是，你需要认清一个事实：降低血糖、稳定糖尿病病情是一场长期甚至终生的攻坚战，按部就班地做好每天的自我管理，才能重获健康。血糖如流水，在你的坚持下，它会自觉地往低处走，而你的健康状况会更上一层楼。

目　录

第三章 控糖管住嘴：吃得刚刚好 / 25

第四章 控糖迈开腿：消耗过剩能量 / 99

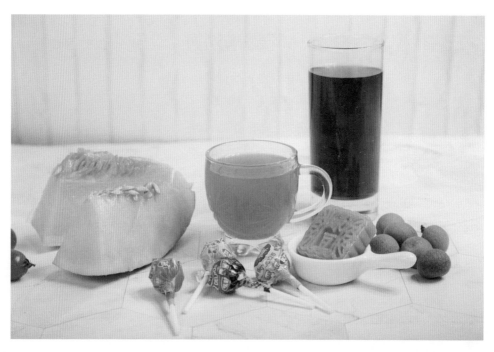

第五章 药物降糖，双刃出鞘 / 121

第六章 综合疗法，阻击并发症 / 143

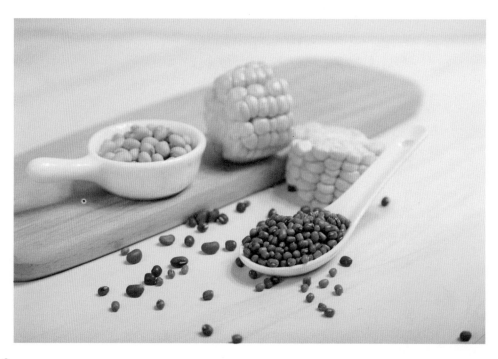

第一章

纵是"糖"人，又有何惧

身体不舒服，有些人选择"挺"过去，有些人选择吃颗药，极少数人会去医院做身体检查……糖尿病的典型症状并不明显，而且发病症状因人而异，需要经过一些详细的检查，才能确诊，不容小觑。看到检查化验单上血糖超标，我们不要惊慌，也不要太失落。充分了解疾病，听从医生的安排，多做几次检查，找准病因更重要！

『最好的医生是自己。』——希波克拉底

第一，身体好像有点儿不对劲

糖尿病的可怕之处在于它常常在没有任何自觉症状的情况下开始出现，甚至有些人刚刚感到有些倦怠，转眼间就晕倒了，等到紧急送往医院接受检查后才发现自己已经是重度糖尿病患者了。所以，及时发现身体的问题并重视起来特别重要。如果出现下面的这些情况，极有可能就是高血糖或者糖尿病发出的警告，最好及时去医院检查血糖。

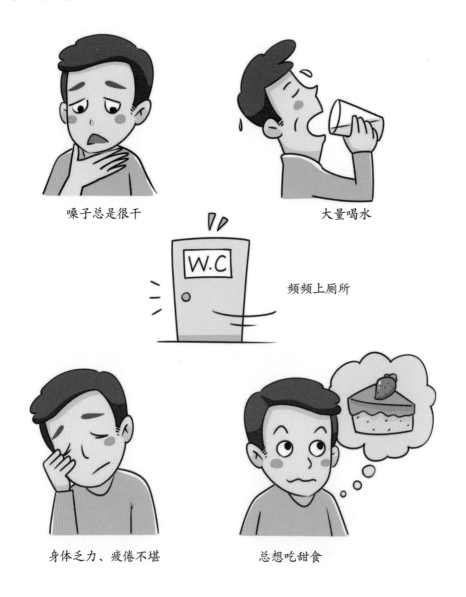

嗓子总是很干

大量喝水

W.C

频频上厕所

身体乏力、疲倦不堪

总想吃甜食

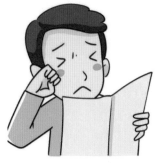

手脚发麻

视力下降、视物不清

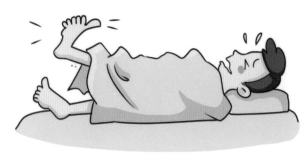

小腿抽筋

1. 总是口渴，大量喝水：生活之中，我们会因为气温过高、吃得太咸或运动量过大而感到口渴。但如果排除这些因素，仍总是口渴，需要大量喝水，则有可能就是血糖异常引起的。

2. 多尿：临床数据显示，一个正常人一般每天的尿液量大约为2升。如果一个人夜间尿频、尿急且尿多，若不是膀胱、尿道或男性前列腺出现了问题，则多半就是血糖失控导致的。

3. 身体乏力、疲惫：葡萄糖是身体所需能量的主要来源，一旦葡萄糖过多，身体无法正常消耗或利用这些葡萄糖，多半会产生疲劳、不适。很多人甚至每晚睡8~9个小时仍感觉疲惫不堪、浑身乏力等，这可能也是血糖过高的症状表现。

4. 猛吃甜食：血糖过高，尿液偏多，为此流失的热量也会有所增加，所以会通过甜食来补充，这多半说明血糖已经持续偏高了。

5. 视力下降、视物不清：视力突然恶化，比如视物模糊、眼睛易疲劳等，主要就是由眼睛晶状体突然收缩或膨胀引起的，这极有可能也是血糖异常导致的。

6. 睡觉时腿脚抽筋、手脚发麻：这些容易被忽视的不适症状，可能都是糖尿病引起的神经与血管病变。

第二，去医院查血糖吧

你还记得多久没去医院给自己做检查了吗？普通老百姓身体有点不舒服，多半都会吃药。但"昨天"你已经察觉自己的身体有些问题了，甚至已经怀疑是糖尿病了，还要继续不以为意吗？为了爱你的人和你爱的人，建议还是赶紧去医院做个详细的血糖检查吧！

查血糖的过程

第一步：挂内分泌科的门诊号。

第二步：见医生，讲述身体情况，开单，交费。

第三步：抽血化验。

1.早起空腹测血糖：常规检查，通过血糖检测仪的试纸来检测指尖血糖。空腹意味着要在血糖最低时间段内测得血糖浓度。

※空腹时间至少保持8小时。所以检查前一天晚上8时之后最好不要吃任何东西，连水都不可以喝。第二天早起同样不能吃饭，不能喝水。

空腹测血糖并非万全之策，因为有些潜在的糖尿病患者或者轻症患者空腹时的血糖值也会在正常范围内。此时，你还需要进行"口服葡萄糖耐量试验"。

2.口服葡萄糖耐量试验：国际认可的糖尿病诊断试验，主要测定静脉空腹血糖及葡萄糖负荷后血糖。空腹 8～10 小时后口服含有 75 克葡萄糖的液体，分别于服用后30 分钟、1 小时、2 小时、3 小时抽血查看血糖变化。

权威情报站

这么做，血糖检测结果更真实

血糖检测的关键就是要确保数值的真实有效，这就需要我们在做检查前多加注意。

◎晚饭尽量不要吃甜的食物，以免影响第二天的空腹血糖值。

◎夜间睡眠时间要充足，睡眠不足也会严重影响血糖值。

◎抽血化验前最好避免剧烈运动、抽烟和饮用刺激性饮料（比如酒、咖啡等）。

◎抽血前尽量保持心情平和，不要过度紧张，避免影响检测结果。

【专家大讲堂】血糖究竟是什么

糖尿病患者，哪怕是潜在患者，都需要通过检测血糖值来判定。那么，如此重要的一个指标——血糖究竟为何物呢？血糖，顾名思义，就是指血液中所含的葡萄糖，是身体各组织细胞活动所需要的能量来源。唯有血糖保持在一定水平，才能维持机体正常运转。血糖过低或过高，都会给身体造成一系列负面影响。

★ 血糖的来源

人体所需的糖类主要来源于日常所吃的食物，空腹时全部的血糖则主要来自肝脏。肝脏中储存好的肝糖原、肌肉中的肌糖原以及脂肪等，统统会在需要时分解成葡萄糖，进入人体血液中，保证血糖不降低。另外，比如饮食中的蛋白质会分解成氨基酸，脂肪会分解成甘油，肌肉还会自动生成乳酸，它们都会通过糖异生过程转变为葡萄糖，进入肝脏后转化为肝糖原，随即变成葡萄糖，等着随时流入血液中。

★ 图解食物吸收与利用过程

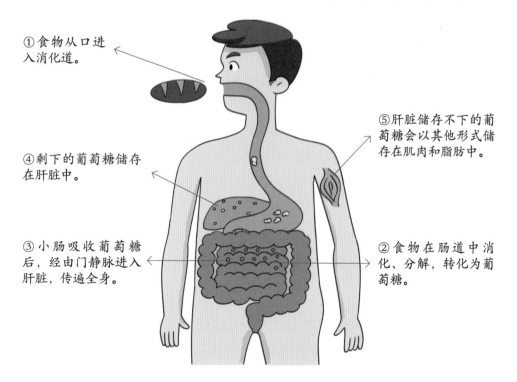

吃进去的食物吸收与利用过程：
① → ② → ③ → ④ → ⑤

① 食物从口进入消化道。

⑤ 肝脏储存不下的葡萄糖会以其他形式储存在肌肉和脂肪中。

④ 剩下的葡萄糖储存在肝脏中。

③ 小肠吸收葡萄糖后，经由门静脉进入肝脏，传遍全身。

② 食物在肠道中消化、分解，转化为葡萄糖。

5

第三，血糖偏高，进一步确诊

体检时，检查出血糖高，是否就是患上糖尿病了？事实上，偶尔一两次的血糖偏高并不能作为诊断糖尿病的依据。为什么呢？首先，血糖是会波动的，并非一成不变。其次，血糖高只是糖尿病的一个典型症状，持续的血糖升高才能确诊糖尿病。因此，一旦检查出血糖高，最好还是去医院再查一次血糖，并且别忘了多关注自己的身体变化。

🤖 影响血糖波动的因素

血糖波动不仅与睡眠质量、运动强度、肥胖程度、某些药物等有直接关系，还与以下几点因素有关：

◎喝水太少：喝水不足容易导致代谢紊乱，进而影响血糖浓度。

◎饮食不合理：比如过食油腻、高脂类食物。油腻、高脂类食物吃得太多，容易引起胰岛素分泌不足，进而导致血糖升高。

◎经常便秘：经常便秘同样会给代谢系统带来问题，血液循环也会变得不顺畅，血糖的稳定性由此受到影响。

◎精神状态：情绪过于焦虑、烦躁、暴怒等，血糖容易迅速升高，而且一时难以降下来。

◎气温因素：温度过低，肾上腺素分泌过多，肌肉摄入的葡萄糖减少，容易使血糖升高；相反，温度过高，喝水太少，同样容易引起血糖升高。

🤖 需要复查血糖的时刻

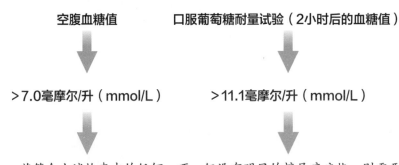

空腹血糖值	口服葡萄糖耐量试验（2小时后的血糖值）
⬇	⬇
＞7.0毫摩尔/升（mmol/L）	＞11.1毫摩尔/升（mmol/L）
⬇	⬇

若符合上述检查中的任何一项，但没有明显的糖尿病症状，则需要再次复查确诊。

第四，你到底是高血糖还是糖尿病

正如前文提到的，血糖并非一成不变。所以，前两天检查时血糖偏高，还不能准确无误地判定你就是糖尿病患者了。为了确保万无一失，有些医生还会希望你再做一项特殊检查，那就是糖化血红蛋白（英文简称：GHB）。

这项检查同样采用抽取静脉血的方式来测定，但是它比血糖检测更厉害，它的检查结果能够反映抽血前 8 ~ 12 周内的血糖平均值。换句话说，糖化血红蛋白的数值肯定比血糖稳定，而且准确一些，它能生成多少与血糖的高低水平有着密切关系。所以，用糖化血红蛋白的数值来诊断糖尿病再合适不过了，它还是目前国际上公认的血糖控制水平标准。

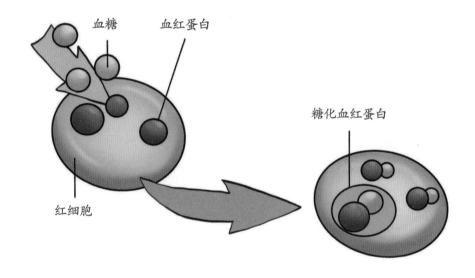

糖化血红蛋白结果判定

外周血糖化血红蛋白的正常值为血红蛋白总量的 4% ~ 6.5%，高于 6.5% 则说明这 8 ~ 12 周以来血糖的平均水平是高于正常值的。糖化血红蛋白每升高 1%，血糖值则增高 0.5 ~ 1.0 毫摩尔 / 升。

第五，进一步确诊糖尿病分型

临床上，糖尿病有多种类型，比如1型糖尿病、2型糖尿病、其他特殊类型的糖尿病、妊娠期糖尿病等。所以，即使你已经确诊了糖尿病，也需要进一步确诊糖尿病的类型，然后才能有针对性地调治。

🤖 当胰岛素无法正常运作时

正常情况下，胰岛素能够促进全身组织细胞对葡萄糖的摄入与利用，并能将血糖浓度控制在正常范围内。但是，如果胰岛素分泌不足了，或者胰岛素的运作不正常了，那葡萄糖就不能正常进入细胞内，使血糖浓度持续升高，进而产生1型与2型糖尿病。详细过程见下图：

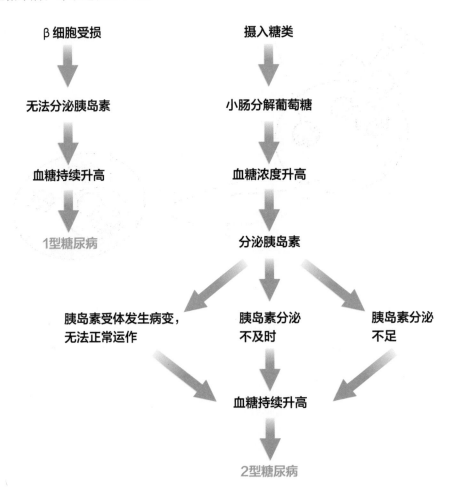

🤖 某些疾病或药物引起的糖尿病

某些疾病或药物引起的糖尿病，叫作"特殊类型糖尿病"。

【引起特殊类型糖尿病的主要疾病】急慢性肝炎、肝癌、肝硬化、甲状腺功能亢进、肢端肥大症、嗜铬细胞瘤等。

【引起特殊类型糖尿病的主要药物】肾上腺皮质激素、某些利尿剂、某些口服避孕药等。

🤖 怀孕期间也会引发糖尿病

怀孕了，胎盘分泌的激素会降低胰岛素的活性，而孕妇特殊的身体又会使胰岛素分泌不足，所以不容易控制好血糖，也就容易出现另一种类型的糖尿病，叫作"妊娠糖尿病"。生完宝宝后，大多数女性的血糖会恢复正常，但是也有一部分女性从此就会患上糖尿病了。

就诊时，医生一般会根据患者起病时的临床特点以及胰岛素C肽释放试验、胰岛相关自身抗体等辅助检查，最终确定属于哪种类型的糖尿病。

★ 1型糖尿病：多见于年轻人，起病急，易伴酮症，C肽低下或缺乏，对胰岛素治疗敏感，自身抗体多呈阳性。

★ 2型糖尿病：多见于中老年人，起病缓慢，部分以并发症首发，C肽可正常或偏高，自身抗体多呈阴性。

权威情报站

1型与2型糖尿病会相互转变吗

不会。1型糖尿病与2型糖尿病在病因、病情变化上都是不一样的，所以他们之间不会相互转变。很多人可能会觉得很奇怪，如果不会相互转变，那么为什么许多2型糖尿病患者最后需要打胰岛素呢？

因为，随着生病时间的延长，他们的胰岛功能会越来越差，血糖总是控制不好，并发症会逐渐加重，最后不得不打胰岛素。但是，这种情况并不代表患者的糖尿病分型从2型转变为1型了。

第六，如何评估糖尿病并发症

对于糖尿病患者来说，短暂的血糖高并不可怕，因为血糖是可以控制住的。但是，若是因为长期血糖高引起多种糖尿病并发症，那可就麻烦了。因为糖尿病并发症大多都是全身性的，给患者的生活与精神都会造成莫大的影响。因此，确诊糖尿病后，建议患者还是要进一步检查，看看有没有并发症的存在。

	检查项目	标准值
血脂检查	总胆固醇	120～220mg/dl
	低密度脂蛋白胆固醇	70～140mg/dl
	高密度脂蛋白胆固醇	男性：40～70mg/dl 女性：45～75 mg/dl
	甘油三酯	30～150mg/dl
肾功能检测	尿素氮	8～20 mg/dl
	肌酐	男性：0.6～1.0mg/dl 女性：0.5～0.8mg/dl
	尿酸	男性：3.5～7.5mg/dl 女性：2.5 ～ 6.0mg/dl
体格 （是否肥胖）	BIM=体重（kg）÷[身高（m）]^2	18.5-25
	腰围（经肚脐的腰部水平围长，也叫腹围）	男性：小于（等于）85cm 女性：小于（等于）90cm
	尿微量白蛋白	0～30mg/g·cr
其他检查	眼底检测	/
	胸透	/
	心电图	/
	踝臂压力指数	1.0～1.2
	颈动脉超声检查	/

注：1.检测方法不同，标准值也可能存在些许差异。2.检查内容因患者自身情况也会有些许的不同，建议遵医嘱做详细检查。

第二章

从点滴做起，不让血糖一波三折

糖尿病可以算是一种生活方式病，改善生活方式，注重生活细节，是治疗与预防糖尿病的必备良药。你的健康就掌握在自己的手里，只有日常生活保养得当，规律生活，血糖才能得到控制，糖尿病才能得以缓解。

「大夫不能治病，只能帮助有理性的人避免得病而已。」——萧伯纳

第一，你的疑惑：为什么患糖尿病了呢

血糖高并非就是糖尿病。但若是血糖一直居高不下，极有可能会发展成糖尿病。也就是说，糖尿病是由多种病因引起的以慢性高血糖为特征的代谢紊乱性疾病。那么，糖尿病究竟是如何累积而成的呢？

🤖 遗传倾向较大，预防血糖升高

糖尿病具有一定的遗传倾向，如果父母双亲都是糖尿病患者，那么子女得糖尿病的概率就会更大。当然，这种遗传倾向不是糖尿病本身，而是糖尿病的易感性。什么是易感性呢？意思就是这些人比一般人更容易得糖尿病。但也不要害怕，你只要避免以下诱发因素，做好预防，就能减少或避免糖尿病的发生。

🤖 不良的生活习惯，使血糖升高

喝水太少　　情绪波动过大，压力过大　　运动不足　　过食油腻食物

摄入含糖食物过多　　睡眠不足　　暴饮暴食　　酗酒，过度饮用果汁

🤖 滥用药物或外伤、手术所致

1. 滥用药物：服用某些降血糖的药物也会诱发血糖升高，比如强的松、地塞米松以及糖皮质激素、肾上腺激素、甲状腺素等。

2. 某些外伤、手术：比如脑血管意外、颅脑外伤、急性心肌梗死等，同样会导致应激性血糖升高。

🤖 胰岛素分泌异常

胰岛，调节血糖的"司令官"，它能够分泌胰岛素、胰高血糖素等激素，进而调节人体内糖的代谢。当血液中的血糖值较低时，胰岛会分泌胰高血糖素来促使肝脏存储的糖释放出来，然后进入血液中，帮助血糖升高。相反地，当血液中的血糖值过高时，胰岛同样会分泌一种激素，叫作胰岛素，帮助血糖转化成肝糖原储备，或促使血糖进入组织细胞。

正常情况下，胰岛的调节作用，可以使人体内的血糖始终处在一种平衡状态。但是，胰岛一旦出现"故障"，胰岛素分泌稍有不足，你又正好存在上述诸多的不良生活习惯，就很容易引发高血糖或糖尿病。

第二，自我监测与定期复诊两不误

确诊糖尿病后，大多数的糖尿病患者是不需要长期住院治疗的，完全可以待在家里进行自我监测与管理。日常生活中做好自我监测，有利于及时掌握与控制病情的发展，再次复查时便于给医生反馈，医生也好随时调整用药，有利于预防、延缓各种并发症的发生与发展，对今后的饮食、运动调养等有积极的指导作用。

自我监测什么

自我监测需要准备什么东西

1. 家用血糖仪及试纸：快速测量血糖的仪器。

2. 体重计：称体重的小地秤。

3. 腰围尺（软尺）：测量腰围的软尺。

4. 家用血压计：上臂式电子血压计，使用方便，准确性还高。

5. 笔记本：记录各项监测结果，复查时可以直接给医生看结果。

自我监测的基本内容有哪些

1. 日常症状监测：什么时间出现了哪些不适、达到什么程度，以前的不适有哪些发展或改善等。

2. 其他体征监测：血压、体重、腰围等。

3. 用药情况监测：服药或注射胰岛素的时间、药量、用药后的反应等。

4. 饮食监测：每天摄入热量的情况。

5. 运动监测：每天做了哪些运动，活动量有多少，运动时间是多少等。

TIPS：并不是所有的糖尿病患者都可以在家自我监测病情。如果病情比较严重，血糖不容易控制，还是听从医生的安排尽早住院治疗吧！

别忘了定期复诊

正常来说，糖尿病患者需要定期追踪复诊，而且复诊检查的次数与时间间隔要根据病人的身体状况来决定。如果血糖控制得比较好，身体状况也不错，复诊时间间隔可以适当长一些。如果血糖控制得不太好，问题比较多，就需要经常去医院复查，以及时掌握病情的变化。

第三，准备一个好用的血糖仪

在医院做的静脉血血糖检测，根本不能满足全天血糖监控的基本要求，尤其是那些需要使用胰岛素或口服降糖药物的糖尿病患者。显然，他们需要自己在家监测血糖。现在，当务之急还是要准备个好用的家用血糖仪。家用血糖仪的品种很多，其中比较受欢迎的血糖仪特点是：操作方便、体型小巧、便于随身携带。

如何选择家用血糖仪呢

1. 血糖值是以抽取静脉血测试的血糖值为准，而家用的血糖仪是在指尖上采血的，测的是毛细血管血糖，测试的结果往往会比静脉血测试结果小一些，需要适当增加比例。因此，最好选择已经校对过的血糖仪。

2. 不同的血糖仪，试纸也是不一样的。所以，一定要买那些能保证试纸供应的血糖仪，以免后期买不到与血糖仪配套的试纸。

家用血糖仪各部位名称图示

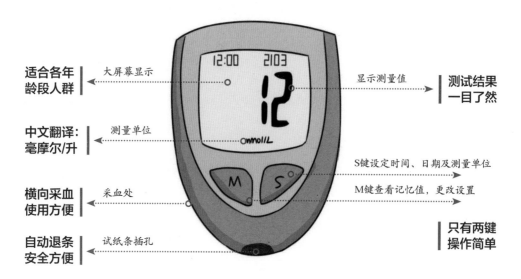

温馨提示：

当血糖仪的检测结果与患者临床症状、医院测量血糖或糖化血红蛋白的数值明显不符时，需要及时校正血糖仪。也就是说，即使坚持居家监测血糖，也需要定期去医院检查，去医院检测静脉血糖仍是必不可少的。

第四，跟着医生学习在家监测血糖

日常生活中，血糖偏高者应该多监测血糖，以便及时了解和掌握自身情况，将血糖更好地控制在正常值范围内。

🖥 选择最佳检测时间

◎确认空腹血糖：主要指隔夜空腹 8 ~ 12 小时、早餐前采血检测血糖值。所以，测血糖的时间最好是早 6 ~ 8 点。

◎确认餐前血糖：早、中、晚餐前分别测定相应的血糖值。

◎确认餐后 2 小时血糖：早、中、晚餐后 2 小时的血糖值。要从吃第一口饭的时间开始计算，确保血糖值的准确。

🖥 血糖仪的正确测量方法

不同血糖仪的使用方法都差不多，购买后先仔细阅读使用说明书，学会科学操作血糖仪。同时还得充分了解影响检测结果的因素，避免一些不当操作，保证检测结果的准确性。

第一： 洗净双手，准备好试纸、酒精棉球或棉签、采血笔、针头等，再开始正确操作。

（试纸会受到温度、湿度、光线、化学物质等因素的影响，因此要注意试纸的存放，避免潮湿。）

第二： 调整血糖仪的代码，最好与所用试纸的代码相同。

（手指不要触碰试纸的测试区。）

第三： 用酒精消毒采血的手指，手臂下垂30秒钟。

（手指消毒后，一定要等到酒精挥发干燥后再采血。）

第四： 将采血针头装入刺指笔中，根据皮肤厚度来调整穿刺的深度，采取适量血液。

（最好选择无名指指尖两侧皮肤较薄处进行采血，因为此处出血量充足，且不容易疼痛。采血部位建议交替轮换！刺破手指后，不要用力挤压针扎的地方，以免稀释血液标本，血糖结果会偏低！）

第五： 等到血糖仪指示取血后再将血液滴在血糖试纸指示孔内。几秒或十几秒之后便可读取血糖值。

（试纸条应完全插入测试孔的底部，否则容易测试不准。）

第六： 将血糖值与检测时间填写在记录本上。

第五，合理安排血糖检测次数与时间

血糖检测需要一天进行多次，这样更能准确地反映出最真实的血糖变化。因为仅凭借一次血糖检测结果或不定时的随机检测结果来判断病情，往往会有偏差。而且，不同时间点的血糖检测结果具有不同的诊断病情的意义。所以，我们需要每天多时间地检测血糖。

病情及状况	检测次数	1 空腹	2 早餐后2小时	3 午餐前	4 午餐后2小时	5 晚餐前	6 晚餐后2小时	7 睡前	8 午夜	9 随机
血糖较稳定的患者	每1~2周测1天	√	√		√		√	√		
使用胰岛素的稳定患者	每1~2周测1天						√	√		
开始用药或调整药量时	用药前2周，每周连续测3天	√	√		√		√	√		
近期出现低血糖时	加测	√		√		√		√		
近期血糖较高时	加测	√	√		√		√			
血糖控制不稳，波动大时	每周测2~3次	√	√	√	√	√	√	√		
生病、运动、饮酒、激动时	加测									√

注：1. 加"√"符号就是需要检测的时间点。2. 上表中，1~7为一天内的7个时间点的血糖值，这样记录得比较完整。8~9则是特殊情况下需要加测的，也有一定的参考价值。

第六，稳定情绪，稳住血糖

紧张、焦虑、恐惧、悲伤、郁闷……人体一旦产生这些不良情绪，交感神经就会直接作用于胰岛 β 细胞，抑制胰岛素的正常分泌。而且，交感神经会直接作用于肾上腺髓质，增加肾上腺素的分泌，间接抑制胰岛素的释放，导致血糖异常。

哪些坏情绪会影响血糖

糖尿病患者的心理和情绪障碍主要有四种，表现为：

★悲观型：孤独绝望，心胸烦闷，心悸失眠，易惊多梦，双目无神，容易哭泣。

★易怒型：急躁易怒，焦虑激动，失眠多梦，咽干口苦，胸闷胁痛，头昏脑涨。

★忧思型：忧愁思虑，恐惧沮丧，愁容满面，胸闷气短，爱叹气，失眠多梦。

★气郁型：情绪不安，紧张忧郁，胸部胀满，两胁胀痛，胃酸不适。

调试心情好方法

糖尿病患者不要总是将注意力放在病情上，要放松心情，尝试做一些新鲜事儿，焕发活力，产生积极乐观、健康向上的心理。

1. 及时生效好方法：当你焦虑不安或有发怒征兆时，最好马上离开使你不安的环境，闭上眼睛静静地数数，或者放慢说话的速度，深呼吸，放松。

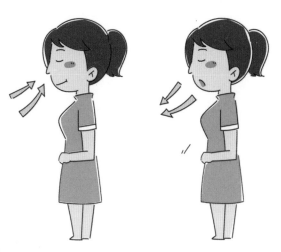

※呼吸锻炼：坐在椅子上或躺在床上，先深深地吸一口气，然后尽量把气全部呼出来。反复做几次，并在呼吸时放松全身肌肉。每次做5～20分钟，每天至少做1次。

2. 平时这么调试心情：多做感兴趣的事情，比如摄影、下棋、弹琴、唱歌、听音乐、绘画、养花、养鱼等，能够帮助糖尿病患者培养积极乐观的生活态度，舒缓患者对疾病的紧张感与焦虑感。还可以经常与朋友聊聊天，说说自己的苦恼，从而得到开导、劝告、安慰等。

第七，睡得好，血糖会更稳定

众所周知，熬夜对身体伤害大，尤其是对糖尿病患者，睡眠不好易使血糖升高。当然，也有一些人并不是不想好好睡觉，而是难以入睡。不论是熬夜还是失眠，都会在一定程度上增加人体皮质醇和肾上腺素的活跃度，影响体内糖的正常吸收与代谢，进一步引起血糖波动。可以说，失眠越严重或者熬夜时间越长者，血糖水平往往更高。

🤖 如何睡好觉

一般来说，糖尿病患者最好能在晚上 11 点之前入睡，每天保证至少七小时的睡眠时间，便于夜间稳定血糖。为了帮助糖尿病患者睡个好觉，不妨试试这些小妙招。

◎睡前 1 小时不要锻炼身体，以免体温升高而影响睡眠。

◎临睡前最好能够洗个热水澡、读读书或者听听舒缓的音乐，哪怕做个深呼吸，都能帮助患者放松身心。

◎选择一个舒适的环境，被子要轻柔保暖一些，睡衣也最好舒适一些。

◎营造适合就寝的环境，比如可以将薰衣草、甘菊精油滴入装有水的空香水瓶内，喷洒在床的四周，促进入睡。

🤖 不可睡懒觉

睡懒觉对于维持血糖稳定来说很不利，因为早上血糖会比较容易升高，此时身体急需降糖药物来平衡血糖，若是睡懒觉未能按时服药，则容易使血糖上升，导致心血管、肾脏并发症的发生。长期服用胰岛素的患者，一旦睡懒觉没来得及吃早饭，很容易引发低血糖，导致意外的发生。

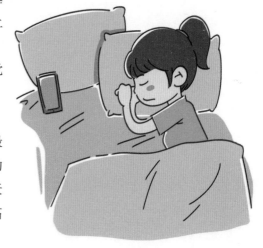

可见，糖尿病或者高血糖患者最好改掉睡懒觉的坏习惯，养成规律的作息时间，不熬夜、不晚睡等。每天早晨起床后及时测量血糖，血糖过高则服药，血糖偏低要及时吃早饭。

第八，控制体重，血糖不乱动

　　肥胖是引发高血糖及糖尿病的原因之一。人体脂肪含量一旦超标，脂肪细胞就会肥大，也就会分泌一些物质来降低胰岛素将葡萄糖转化为全身细胞活动能源的作用，甚至造成胰岛素抵抗。那么，肥胖是如何使血糖波动的呢？

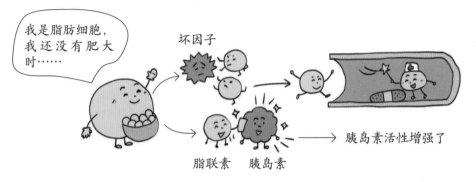

　　如上图，脂肪细胞可以分泌调节人体功能的物质，其中一种是脂联素，它可以修复受伤的血管壁，提高胰岛素活性，帮助内脏脂肪快速燃烧。

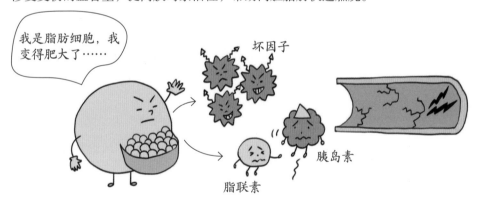

　　如上图，如果体内的甘油三酯过量，造成每个脂肪细胞都肥大了，脂联素分泌就会减少，血液中的葡萄糖就无法被身体利用，血糖就会升高，甚至造成胰岛素抵抗，引发糖尿病，还会进一步加速动脉硬化，增加心肌梗死或脑梗死的危险。

　　临床上，不少糖尿病患者体重都超标，稍微控制一下体重，适当减去多余的体重，有助于控制血糖，稳定病情。但是，为了控制血糖，肥胖型的糖尿病患者最好不要盲目过度减肥。因为过度节食、过度运动、盲目服用减肥药，容易打破体内脂肪的合理分布，给身体带来一些负面影响，比如营养不良、失眠、乏力、低血压、贫血等，就连机体免疫力都会下降，这样一来，血糖控制反而会更加紊乱。

第九，还是戒了烟和酒吧

在被告知成为糖尿病患者或已经走在糖尿病高发这条路上，基本上，你就得与烟酒告别了！

烟还是早早戒掉吧

长期吸烟，容易引起血管收缩、血流不畅，血液中的坏胆固醇含量增多，加速动脉硬化等，血糖容易升高，还会降低胰岛素的敏感性，从而导致糖尿病的发生与发展，甚至不利于并发症的控制。

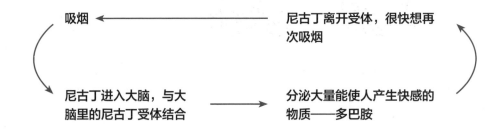

戒烟越早越好，为了避免在戒烟过程中摄入过多的热量，建议糖尿病患者戒烟时最好多准备些木糖醇口香糖。吸烟会恶性循环，在戒烟过程中一定要坚持住！

酒最好别喝啦

酒精伤肝，损坏胰腺，导致人体消化功能受损，糖的代谢也就会出现障碍。酒喝多了，还会使热量摄入超标，对控制血糖与体重都不利。糖尿病患者喝太多酒，还容易加重高血压、高脂血症、痛风等并发症的发生与发展。

如果你万不得已非喝酒不可，或者实在没忍住想喝一口小酒，最好做到以下几点，否则血糖会波动异常。

★每周饮酒不能超过 2 次。每次饮酒不超过 1 个酒精单位，约 90 千卡（1 千卡 ≈ 4186 焦耳）的热量值。大致转化一下，啤酒不能超过 400 毫升，红酒不能超过 150 毫升，白酒不能超过 50 毫升。含糖量过高的酒，比如鸡尾酒、果酒等最好别喝了，不利于控制血糖。

★先吃点主食，再少量饮酒。还需要注意：为了控制热量的摄入，喝酒的同时就得减少主食的摄入量，原则上是每饮酒 1 个酒精单位，需要减少 25 克主食。

第十，血糖偏高，出门要谨慎

糖尿病患者出门是自如的，不应该受到限制，只是需要谨慎些，尤其出远门或者开车外出，最好还是多留心吧！

🚆 正在降糖，开车要谨慎

糖尿病患者往往会有或轻或重的眼疾，甚至会伴有轻微的肢体麻木症状。而且，开车时往往不能按时吃饭，降糖药一旦发生作用，很容易使患者出现头晕、乏力等不适，给开车带来安全隐患。

所以，轻微的糖尿病并不会影响开车，但血糖太高，情绪也不是很稳定的时候，还是不要自己开车。

建议经常开车的糖尿病患者最好能够在开车前确认一下血糖值，并在车内备好小零食，随时充饥。开车过程中稍有不适，就得休息。

🚆 出行也不忘控糖

糖尿病患者在出行时应该特别注意以下几点：

★多准备些药物。出门的时候，要带足路上要用的药物，最好在此基础上多带一周的药物，以防有药物丢失或者逾期不归的意外发生。装药的容器最好是原包装，既能保证药品的安全，还能方便过安检。

★提前准备医疗信息卡。医疗信息卡能够帮助别人及时地对你进行紧急救治。信息卡上应该包括你的姓名、紧急联系人的电话、降糖药物的存放位置以及使用方法等。

★如果存在时差，建议在医生的指导下调整用药时间，比如可以做一张用药时间表放在自己的小包里，也可以用手机设置吃药的时间提醒，避免错过吃药降糖时间。

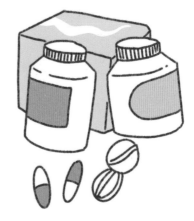

第十一，别让腹泻与感冒轻易找上门

腹泻对于一般人来说不足为惧，但对糖尿病患者而言，若是处理不当，不仅会引起血糖波动，还会导致意外的发生。

腹泻不止，容易引起应激性糖尿病，因为腹泻之后，血糖会急速下降，这时若不能正确服用降糖药，很容易发生危险。另外，腹泻也是糖尿病的一个隐蔽症状，故不能随便服用止泻药，而应该在医生的专业指导下合理调整自己的降糖药物，或者适当服用止泻药。当然，为了避免腹泻时血糖过低，需及时饮水，并保证一定的进食量。

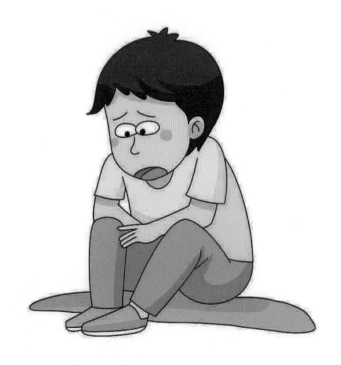

再来说说感冒。人体一旦感冒，病毒入侵，胰岛素分泌受到影响，血糖容易升高。尤其是本身血糖就高的糖尿病患者，感冒更加容易导致肺部感染。因此，糖尿病患者要预防感冒，流感盛行的时节最好少去人多的地方，注意保暖与室内通风，坚持锻炼，保证生活规律等。

第十二，平时多养足、常护眼，避免并发症

糖代谢紊乱，视网膜微血管系统容易受损，足部也比较容易受危害，一些病理症状就会接踵而至。虽然大部分糖尿病患者早期不会出现视力、足部问题，但是若病情得不到及时地控制而肆意恶化下去，视力就会下降，最终有可能导致失明，足部也会产生一系列病变。所以，糖尿病患者对眼睛、足部的护理还是不容忽视的。

🤖 这样护理眼睛

1. 定期做眼睛检查：每年做一次眼科检查，检查眼底、眼压、视力等。

2. 多做眼保健操：双手在眼眶上、下、左、右等位置揉一揉，有利于促进血液循环，缓解眼部疲劳，保护视力。每天做 3 ~ 4 次，每次 5 分钟左右。

3. 谨记用眼健康：糖尿病患者一定要避免不健康的用眼行为，比如在拥挤或摇晃的车厢里看书或玩手机。健康的用眼方式应该是视物或看书一段时间后及时远眺或者看一看绿植，让眼睛放松休息。

4. 避免细菌感染：手保持清洁，最好不要用手揉眼睛。洗脸时也尽量不要用手触碰眼睛，流水洗脸。

5. 避免强光刺激：所谓的强光刺激包括很多，比如浴室里的浴霸、电焊、蓝色强光灯等，均会给眼睛带来较大刺激，影响视力，糖尿病患者最好能够少接触或避免强光。

当然，除此之外，视网膜病变或眼底出血的糖尿病患者还应该避免长时间看电视与看书，就连剧烈运动以及潜水也要禁止。

🤖 这样护理双脚

1. 经常检查双脚：检查重点包括双脚是否有脚癣、擦伤、水疱等，皮肤是否干燥、皲裂；脚指甲是否异常、肿胀等。

2. 注意足部卫生：每晚用温水泡脚，脚趾缝也要清洗，保持足部清洁干爽。泡脚时间不宜太长，尤其是足部皮肤有裂口的，时间更得缩短一些。泡完脚，用毛巾轻轻地擦拭，脚趾缝也要擦干！擦干后可以涂抹一些润肤膏，防止皮肤干裂。

3. 经常检查鞋子：如果发现粗边、裂痕，应该及时修补，还要查看鞋内有没有石子、砂砾等，以免磨损双脚。

第十三，安然度过你的一年四季

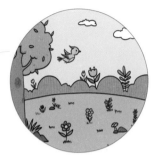

春季风大，气温变化大，虽有回暖，仍有阴寒。此时不宜过早脱掉冬装，以免感冒或引发高血压、心脑血管等急症。此时建议多吃蔬菜，多喝茶水，降压、降脂又降糖。

夏季天气炎热，出汗多，会加重口干、口渴、燥热、烦闷、心悸失眠等不适，所以，你需要多喝水，在饮食上多吃些清热解暑的食物，比如绿豆汤、多汁的水果、瓜类蔬菜等。还要注意皮肤护理，经常洗澡、勤换衣服，避免皮肤瘙痒。

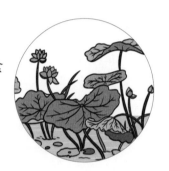

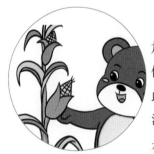

秋季干燥，天气逐渐转凉，温差有点大，需要及时添加衣服，别冻"坏"了而诱发心血管疾病。而且，秋季人体对热量的需求更多，胃口也开始好转，血糖不容易控制，此时需要合理安排自己的饮食，不要吃太多，还要多吃些清凉润燥的食物，比如萝卜、梨、白菜等，毕竟现在正好是丰收的季节，有利于缓解糖尿病不适。

冬季天气寒冷，人体汗液几乎排不出来，尿频、尿多症状会更明显一些，需要注意尿路感染问题。冬季还得注重保暖，避免寒冷刺激，以免诱发心肌梗死、脑卒中等急症。冬季还得增强体质，适当锻炼，预防呼吸道感染。

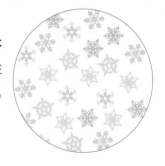

另外，春秋属于过渡季节，外出游玩或运动的机会比较多，最好还是避开气温较低的清晨和夜晚吧！而夏冬两季天气极端，患者的心情容易受到影响，此时最好想办法调节好自己的情绪。

第三章

控糖管住嘴：吃得刚刚好

糖尿病是一种实实在在的"富贵病"，除了1型糖尿病主要以遗传为主，2型糖尿病基本都是后天因素引起的，其中不合理的饮食结构就是根源所在！可以说，糖尿病多半都是吃出来的。但这并不等同于糖尿病患者就得不吃不喝或者这也不能吃那也不能喝。糖尿病患者的根本问题不在于吃什么，而是什么该吃、什么不该吃，应该怎么吃……

『人们倘若正规地生活，正当地饮食，就不会有病。』——萧伯纳

第一，你应该知道的食物血糖生成指数

食物的血糖生成指数（GI），简称"生糖指数"，专指含50克糖类的食物与50克葡萄糖在一定时间内（一般为2小时），人体内血糖反应水平的百分比值。"生糖指数"是衡量食物引起餐后血糖反应的一项有效指标，可以作为糖尿病患者选择食物的一个依据。不同食物有不同的生糖指数。一般来说，指数越低，对餐后血糖的影响越低；指数越高，对餐后血糖的影响越高。

糖类

食物名称	生糖指数
葡萄糖	100.0
绵白糖	83.8
蜂蜜	73.0
蔗糖	65.0
乳糖	46.0
果糖	23.0

豆类

食物名称	生糖指数
青刀豆	39.0
扁豆	38.0
绿豆	27.2
四季豆	27.0
豆腐干	23.7
豆腐	22.3～31.9
大豆	14.0～18.0

谷类

食物名称	生糖指数
馒头	88.1
糯米	87.0
大米饭	83.2
面条	81.6
小米	71.0
大米粥	69.4
玉米	55.0

水果类

食物名称	生糖指数
西瓜	72.0
菠萝	66.0
芒果	55.0
香蕉	52.0
猕猴桃	52.0
柑橘	43.0
葡萄	43.0
苹果、梨	36.0
桃	28.0
柚子	25.0
樱桃	22.0

薯类、淀粉类

食物名称	生糖指数
红薯（煮）	76.7
土豆	62.0
芋头	54.0
土豆粉条	13.6

乳制品

食物名称	生糖指数
酸奶	48.0
牛奶	27.6
降糖奶粉	26.0
酸乳酪	14.0～36.0

蔬菜类

食物名称	生糖指数
南瓜	75.0
胡萝卜	71.0
甜菜	64.0
山药	51.0

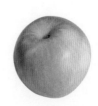

第二，属于你的饮食金字塔

糖尿病患者并不是不吃或少吃，也不是某种食物绝对不能吃，更不能用饥饿疗法，而应该合理地吃、适度地吃、科学地吃。

糖尿病患者需要做到一点：在保证营养充足的基础上合理地控制饮食，争取保持标准体重。

体重计算公式

1. 体重指数（BMI）＝体重（千克）÷[身高（米）]^2

2. 标准体重：女性标准体重（千克）＝身高（厘米）－107

男性标准体重（千克）＝身高（厘米）－105

根据上述公式，快来计算一下，看看你属于哪种体型吧？

消瘦	标准	超重	肥胖
BMI<18.5	18.5 ～ 23.9	24.0 ～ 29.9	>30.0
标准体重 <20%	＋（－）10%	>10%	>20%

根据你的体型，合理规划每日膳食吧！

★超重或肥胖型的糖尿病患者：减少热量的摄入，帮助体重下降，增加机体耐胰岛素的敏感性。

★消瘦型的糖尿病患者：适当提高热量的摄入，使体重接近正常体重，保证营养的供应，减慢身体消耗，避免身体虚弱或引发其他并发症。

除了热量的合理规划，我们还得做到营养均衡，每天按照"饮食金字塔"的原则来吃，做到"两高、四低、一平"。

两高	四低	一平
高复合碳水化合物 高纤维素	低糖　低盐 低脂　低胆固醇	中等蛋白质

血糖偏高者最好每天能够按照下面这个金字塔来科学调整自己的饮食结构，保证营养均衡、食物多样、控制总热量，从而积极地控制或降低血糖，提早预防糖尿病的发生，甚至有效地控制糖尿病的恶化。

饮食金字塔

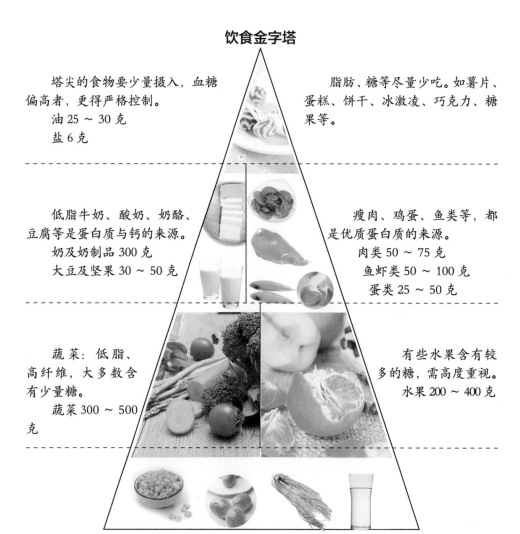

塔尖的食物要少量摄入，血糖偏高者，更得严格控制。
油 25 ~ 30 克
盐 6 克

脂肪、糖等尽量少吃。如薯片、蛋糕、饼干、冰激凌、巧克力、糖果等。

低脂牛奶、酸奶、奶酪、豆腐等是蛋白质与钙的来源。
奶及奶制品 300 克
大豆及坚果 30 ~ 50 克

瘦肉、鸡蛋、鱼类等，都是优质蛋白质的来源。
肉类 50 ~ 75 克
鱼虾类 50 ~ 100 克
蛋类 25 ~ 50 克

蔬菜：低脂、高纤维，大多数含有少量糖。
蔬菜 300 ~ 500 克

有些水果含有较多的糖，需高度重视。
水果 200 ~ 400 克

谷物类，每日饮食的基础，必不可少。糖尿病患者每日摄入的糖类最好控制在占总热量的 55% ~ 60%，不能因为怕血糖升高而不吃主食！

谷物类应该多选择一些加工较少的小麦、燕麦、大麦、糙米、荞麦、玉米等，适当减少精米白面的摄入。

薯类包括土豆、芋头、红薯等，富含糖类。

豆类属于杂粮，包括绿豆、红豆、黑豆、豌豆等。

谷类、薯类、豆类 250 ~ 400 克。

第三，这些降糖营养素，你吃了吗

合理地补充营养素，有利于糖尿病患者降低与控制血糖水平。另外，糖尿病患者有一个典型特点——多尿，这势必会使维生素与微量元素大量流失，所以他们比正常人更需要积极地补充身体所需的营养素。

🤖 ω-3脂肪酸，增强胰岛素敏感性

【降糖原理】ω-3脂肪酸能够增强细胞膜的活性，使得胰岛素的受体数量增多，增强人体对胰岛素的敏感性，加大血糖的消耗，甚至可以将血糖转化为糖原，逐渐将人体血液中的葡萄糖拉回到平衡状态，大大减少发生糖尿病的概率。

【最佳摄入量】每天 800 ~ 1000 毫克。

【食物优选】海鱼类，比如旗鱼、鲭鱼、鲱鱼、大马哈鱼等。

【特别说明】ω-3脂肪酸可能会使低密度脂蛋白胆固醇水平增高，所以适当食用的同时还需要随时监控血脂水平。

🤖 膳食纤维，抑制餐后血糖上升

【降糖原理】膳食纤维能够减少小肠对糖类及脂肪的吸收，促进胃排空，从而减少胰岛素的用量，积极地控制餐后血糖上升的速度。

【最佳摄入量】每天 23 ~ 30 克。

【食物优选】蔬菜、水果、全谷类、未加工的麸质、海藻类、豆类食物等，比如燕麦、魔芋、黑木耳、空心菜、大白菜、海带、紫菜、玉米、大豆等。

【特别说明】增加膳食纤维摄入的同时，还得增加水分的补给，因为过量摄入膳食纤维容易影响钙、铁、锌等微量元素的吸收，降低蛋白质的吸收率。

🤖 维生素B₁，促进糖正常代谢

【降糖原理】维生素 B_1 能够帮助人体维持正常糖代谢与神经传导功能，促进血管的健康，预防糖尿病引起的肾细胞代谢紊乱问题，避免发生血管病变或肾病等。

【最佳摄入量】每天 1.3 ~ 1.4 毫克。

【食物优选】谷类、豆类、干果、酵母等，尤其是谷类的表皮含量更高，动物内脏、蛋类及绿叶蔬菜中的含量也较高。

【特别说明】烹调富含维生素 B_1 的食物，最好加入适量醋。因为维生素 B_1 在

高温时,尤其是在碱性高温环境中,比较容易被破坏,反而在酸性环境中稳定性较高。

🤖 维生素C,预防并发症的发生

【降糖原理】维生素 C 有利于增强胰岛素的功能,促进组织对葡萄糖的作用。维生素 C 能够降低血清中胆固醇的含量,有利于维持血管壁的弹性,预防心血管并发症的发生。

【最佳摄入量】每天 100 毫克左右。

【食物优选】青椒、西红柿、白菜、红枣、橘子、山楂、紫甘蓝等。

【特别说明】为了减少维生素 C 的流失,最好吃新鲜的蔬菜与水果。

🤖 维生素E,保护胰岛细胞

【降糖原理】维生素 E 是一种天然的抗氧化剂,也是自由基清除剂,可以有效地保护胰岛细胞免受自由基的侵害,保护心血管,预防并改善糖尿病并发心血管疾病。

【最佳摄入量】每天 14 毫克左右。

【食物优选】大豆油、玉米油、花生油、芝麻油等植物油,花生、核桃、榛子、松子等坚果。

【特别说明】在烹调富含维生素 E 的食物时最好温度不要太高,植物油也别烧得太热,时间也不要太久,以免维生素 E 被破坏。

🤖 铬,增强胰岛素活性

【降糖原理】铬能增强胰岛素活性,增加胰岛素受体的数量与胰岛素受体的磷酸化作用。铬还能改善血脂与血胆固醇含量,甚至降低血中的甘油三酯、总胆固醇的含量,并提高高密度脂蛋白胆固醇的水平,保持血管畅通无阻,也就在一定程度上避免了心脑血管并发症的发生。

【最佳摄入量】每天 50 微克。

【食物优选】牛肉、香蕉、豆类、黑胡椒、南瓜、西蓝花、海藻、燕麦等。

【特别说明】铬与铁不适合一起补,富含这两种营养成分的食物最好分开食用,以免影响铬的吸收。

🤖 锌,增强胰岛素的稳定性

【降糖原理】锌是胰岛在合成胰岛素时所需的原料之一,能够维持胰岛素的传导功能。锌不仅能够激活活性酶,促使胰岛素原成功转换为胰岛素,更能提高胰岛素的稳定性，促进肌肉与脂肪细胞对葡萄糖的利用，从而降低血糖值。锌还能帮助人体改善糖代谢紊乱问题，纠正葡萄糖耐量受损。

【最佳摄入量】每天 15 毫克。

【食物优选】蛋黄、鲜虾、麦芽、豆类、南瓜、西蓝花、海藻、海带、燕麦等。

【特别说明】吃富含锌的食物时可以同时吃些富含钙、铁的食物，可以促进锌的吸收与利用。

🤖 镁，促进糖的运转

【降糖原理】镁可帮助糖顺利通过细胞膜，进行氧化、磷酸化或者糖酵解。镁还可以帮助细胞更多地利用消耗掉糖。一旦体内镁缺乏，胰岛 β 细胞对糖的敏感度就会降低，容易造成胰岛素的合成与分泌不足，从而导致糖代谢紊乱。

【最佳摄入量】每天 350 毫克左右。

【食物优选】紫菜、金枪鱼、虾、杏仁、腰果、花生、莲子、小米、黑豆、绿叶蔬菜等。

【特别说明】一定要少吃富含脂肪的食物，以免干扰人体对镁的吸收与利用。

🚊 钙，促进胰岛素分泌

【降糖原理】钙能够触及胰岛 β 细胞，促使它分泌胰岛素。糖尿病患者恰恰因为尿多而使钙大量流失，从而导致血钙降低，甚至使得甲状旁腺发生继发性功能亢进。所以，糖尿病患者最好适当补钙！

【最佳摄入量】每天 800 毫克左右。

【食物优选】牛奶、虾皮、海带、豆类及其制品、动物骨头等。

【特别说明】食用含钙丰富的食物，不宜喝含有磷酸盐的饮料，比如可乐等，容易妨碍人体对钙的吸收与利用。

🚋 钒，减少糖异生

【降糖原理】钒能影响酶的活性，减少糖异生的发生，抑制肠道对葡萄糖的吸收，促进葡萄糖进入细胞内进行糖代谢，降低血糖值。钒还能保护胰岛细胞，调节脂肪代谢酶，改善脂代谢异常情况。

【最佳摄入量】每天 50 微克左右。

【食物优选】蘑菇、莴笋、胡萝卜、豌豆、黄瓜、韭菜、西红柿、茄子等。

第四，手把手教你制订适合自己的食谱

王先生，58岁，身高170厘米，体重为85千克，从事教师工作，患糖尿病4年，一直采用单纯的饮食治疗方式稳定血糖，没有出现明显的并发症。他是如何安排日常饮食的呢？

第一步：计算一天所需的总热量

众所周知，控制每天摄入的总热量对于糖尿病患者来说是至关重要的。每天摄入多少热量，才能控制好血糖，并能确保身体各项活动正常呢？这得根据每个人的身高、体重以及劳动强度来决定。

计算公式

每日所需总热量＝标准体重（千克）× 每日单位体重所需热量（千卡／千克）

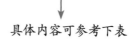

具体内容可参考下表

【操作方法】

1. 根据标准体重，确定自己属于哪种体型（消瘦、标准、超重、肥胖）。
2. 查询下表，找到相应的"每日单位体重所需热量"。
3. 代入这个公式进行计算，得出"每日所需总热量"的数值。

每日单位体重所需热量一览表　　（单位：千卡/千克）

体型	劳动强度			
	极轻劳动或卧床	轻度劳动	中度劳动	重度劳动
消瘦	20～25	35	40	40～45
标准	15～20	30	30	40
超重	20	25	30～35	35
肥胖	15	20～25	30	35

注：1.轻度劳动主要是以站着、坐着或少量走动为主的工作，比如教师、售货员、办公室一族等。2.中度劳动主要是学生的日常活动等。3.重度劳动则包括体育运动，或者非机械化的装卸、伐木、采矿、砸石等劳动。

一般来说，人体每日需要摄入合理的热量，才能保证身体健康且不损害健康。现在我们计算一下案例中王先生一天所需的热量吧！

1. 计算标准体重：170−105=65 千克
2. 判断体型：85÷1.70²=29.4，结果显示肥胖。
3. 判断活动强度：教师工作，属于轻度劳动。
4. 查出每日每公斤标准体重需要的热量：20 ~ 25 千卡。
5. 计算一天所需总热量：85×（20 ~ 25）=1700 ~ 2125 千卡

你会计算了吗？不妨试试自己的吧！

🚇 第二步：确定热量分配，安排餐次

1.确定三餐热量的分配比例

可以按照正常的饮食习惯，将早、中、晚三餐按照 1/5、2/5、2/5 的比例合理分配热量（第一种），也可以平均分配这一天所需的热量（第二种）。

如果需要加餐，应该从上一餐的热量总数中减去加餐所产生的热量。这样可以更好地规避因为进食量过多而加重胰岛分泌的负担，避免餐后血糖急速上升，还能防止进食量过少而产生低血糖不适。

> 我们已经知道案例中王先生每日所需的总热量为 1700 ~ 2125 千卡，下面我们来分配一下他一日三餐中的热量值吧！
> 1. 按照第一种 1∶2∶2 的比例分配：
> 早餐的热量 =1700 ~ 2125 千卡 ×1/5=340 ~ 425 千卡
> 午餐的热量 =1700 ~ 2125 千卡 ×2/5=680 ~ 850 千卡
> 晚餐的热量 =1700 ~ 2125 千卡 ×2/5=680 ~ 850 千卡
> 2. 按照第二种 1∶1∶1 平均分配：
> 早餐、中餐、晚餐的热量均为：1700 ~ 2125 千卡 ×1/3 ≈ 567 ~ 708 千卡

2.确定主食量

主食就是富含糖类的食物，比如大米、面粉、玉米等，是一天食物热量的主要来源，主食吃了多少会直接影响我们的血糖值。根据个人一天所需的热量值，再依照下面的表格，就可以确定这一天主食的进食量了。

每日所需热量	每日建议主食量	每日所需热量	每日建议主食量
1200千卡	约为150克	1500千卡	约为225克
1300千卡	约为175克	1600千卡	约为250克
1400千卡	约为200克	1700千卡	约为275克

每日所需热量	每日建议主食量	每日所需热量	每日建议主食量
1800千卡	约为300克	2000千卡	约为350克
1900千卡	约为325克	2100千卡	约为375克

注: 1.这里的主食量是每日三餐的全部主食量,包括加餐。2.主食量是干生食材的重量,不是加工煮熟以后的重量。

3. 确定副食量

一般来说,糖尿病患者每日的副食品种类及用量应该按照下面的表格补充!

副食品	建议用量	副食品	建议用量
蔬菜	500克	奶类及奶制品	250克
肉类	100~150克	水果	病情允许的情况下,约200克
蛋类	1个鸡蛋或2个鸡蛋清		
豆类及其制品	50~100克	油脂	不超过25克

注: 副食品的量大致保持不变即可,品种可以自由变换!

🖲 第三步：确定食物交换份，想吃就吃

食物交换份是将食物按照来源、性质分成几大类,一个交换份的同类食物在一定重量内,所含的热量、糖分、蛋白质与脂肪差不多,而一个交换份的不同类食物之间所提供的热量是相等的。人们利用这种食物间的交换方法,在不超出一天总热量的前提下,可以正常选择食物,真正做到膳食多样化、营养全面又均衡。

📷 如何实现交换

1. 同类食物可以相互交换。

2. 不同类食物之间，当营养素结构相似时，也可以相互交换。

同样都是谷薯类食物

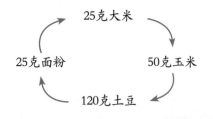

同样都以蛋白质为主

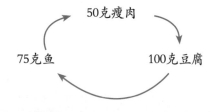

含糖、蛋白质相似的食物

25克面粉 ⟶ 200克苹果

注: 当营养素结构不同时,不能相互交换!

📷 计算食物交换份的份数

计算公式：

1 个交换份 =90 千卡

食物交换份的份数 = 每日所需的总热量（千卡）÷90 千卡

📷 分配食物份数

计算出了食物交换份的份数，就可以根据自己的饮食习惯与口味选择交换食物了。我们需要一张"不同热量需求的糖尿病患者每日食物供给份数和重量"的表格便于查找。

热量（千卡）	交换单位（份）	谷薯类		蔬果类		肉蛋豆类		乳类		油脂类	
		重量（克）	单位（份）	重量（克）	单位（份）	重量（克）	单位（份）	重量（克）	单位（份）	重量（克）	单位（份）
1200	14	150	6	500	1	150	3	250	1.5	20	2
1400	16	200	8	500	1	150	3	250	1.5	20	2
1600	18	250	10	500	1	150	3	250	1.5	20	2
1800	20	300	12	500	1	150	3	250	1.5	20	2
2000	22	350	14	500	1	150	3	250	1.5	20	2
2200	24	400	16	500	1	150	3	250	1.5	20	2

也就是说，王先生每天需要主食共计 10 份，蔬菜 1 份，肉蛋豆类 3 份，牛奶 1.5 份，油脂 2 份，一共是 17.5 份，大约合计 18 份。

📷 根据食物交换表，开始制定食谱

决定好食物种类，并计算出每天的食物量后，再结合食物交换表，就可以制定一个多样化的食谱了。你可以看一下下面这个关于早餐的食谱。

早餐	
牛奶1袋（250克）	热豆浆1杯（200克）
荷包蛋1个（带壳鸡蛋60克）	煮鹌鹑蛋6个（带壳150克）
咸味全麦面包1片（70克）	馒头片50克
拌黄瓜丝1小碟（黄瓜100克）	凉拌绿豆芽（绿豆芽100克）
盐1克，烹调油3克	盐1克，烹调油3克

第五，花样主食，怎么吃才能稳住血糖

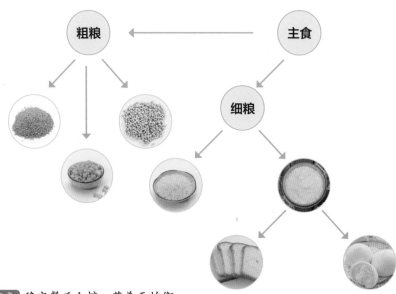

降糖词条 稳定餐后血糖、营养更均衡。

适宜人群 糖尿病患者、便秘者、肥胖者。

禁忌人群 肠胃功能较弱者慎食粗粮。

主食这样吃，血糖更稳定

★主食提供人体基本能量所需的糖，每日的主食量不能少于250克，否则血糖仍然会不稳定，甚至有可能加重病情。

★多吃粗细搭配的复合主食，一方面适当增加粗粮的比例，另一方面适当增加一些加工精度低一些的米面，保证营养均衡，血糖更稳定。

|主|食|搭|配|技|巧|

1. 煮白米饭或白米粥时，可以加入少量的糙米、玉米、小米、燕麦等。

2. 将白面包改成全谷物面包，将普通面条改成荞麦面。

3. 加餐吃点心时，多选择一些全谷物饼干、豆制品等。

4. 制作面食，比如做馒头、花卷、面皮时，可以在面粉中加入全麦粉、玉米粉、豆粉或荞麦粉，最高比例可达到 1：1。

🚇 降糖美味1：玉米双瓜汤

材料 苦瓜、玉米各半个，南瓜150克。

调料 盐适量。

做法

❶ 将所有材料洗净，玉米切断，苦瓜和南瓜分别切成块。

❷ 将处理好的材料放入锅中，加适量的清水，煮至材料软烂，加盐调味即可。

食用 佐餐食用，适量即可。

专家说：建议所有食材都切小块，熟得更快，更容易入味，便于减少用盐量，有稳定血糖的功效。

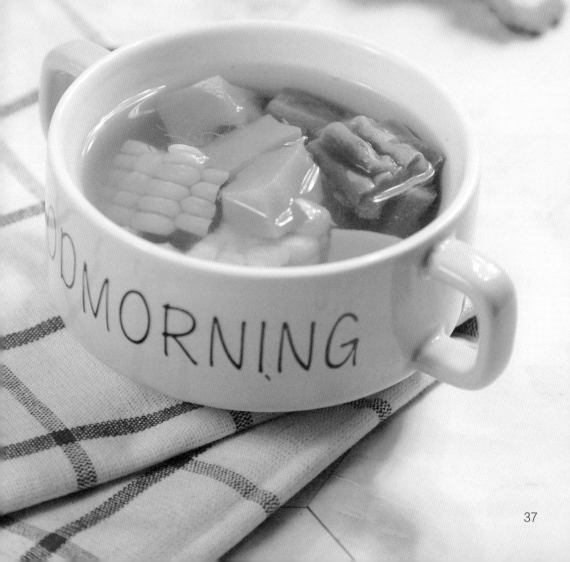

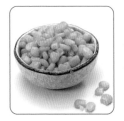

玉米中富含膳食纤维，具有降低血糖、血脂以及改善葡萄糖耐量的功效。玉米中还含有镁元素，能够强化胰岛素功能；而所含的谷胱甘肽，则能清除破坏胰岛素的自由基，延缓人体对糖分的吸收，积极地稳定糖尿病患者的血糖水平。

而且，玉米的单不饱和脂肪酸比较丰富，长期食用能够调节血脂水平；所含的膳食纤维、微量元素等，还有一定的降压功效。可见，玉米还能预防糖尿病并发高脂血症、高血压等病症。

◆生糖指数：55 （低□ 中☑ 高□）
◆热量：105 千卡
◆推荐用量：鲜玉米每餐不宜超过100克，玉米面每餐以50 ～ 100克为宜
◆降糖关键营养素：膳食纤维、镁、谷胱甘肽

|变|着|花|样|随|心|吃|

玉米苦瓜煎蛋饼：玉米粒50克，苦瓜片40克，面粉80克，玉米粉30克，鸡蛋液（1个鸡蛋），盐少许，胡椒粉、植物油各适量。烧开水，倒入玉米粒，大火煮至断生，再倒入苦瓜片稍煮，捞出沥干水分；将鸡蛋液倒入碗中，加入苦瓜片、玉米粒、面粉、玉米粉拌匀，加入盐、胡椒粉快速拌匀，制成鸡蛋糊，倒入热油锅中，中火煎成饼形，盛出，再切成小块食用。

【专家说】为了减少用油量，可以用刷子在锅上刷一层油即可。

空心菜炒玉米：空心菜250克，熟玉米粒120克，盐3克，干辣椒节5克，花椒和植物油各少许。将空心菜洗净，入沸水中余烫一下，捞出，沥水，切段。热锅，倒入油，下干辣椒节与花椒炒香，倒入熟玉米粒、空心菜段炒熟，调入盐拌匀即可。

【专家说】将玉米粒先煮熟，空心菜也先烫一下，在炒的时候更容易入味，这样能够减少植物油、盐的使用量，更有利于降糖。

● 实用便利贴 ●

糖尿病患者应该选择富含膳食纤维的老玉米，尽量少吃含糖量高的甜玉米与支链淀粉含量过高的糯玉米，避免食用后血糖快速升高。

🚇 降糖美味2：冬瓜薏米红枣汤

材料 连皮冬瓜 400 克，薏米 15 克，红枣 5 枚。

做法 薏米洗净，用水浸泡 2 ~ 3 小时；冬瓜洗净、切块，与泡好的薏米、红枣一同放入砂锅，加入适量清水，大火煮沸，小火熬煮至薏米熟烂即可。

食用 温服，每日 1 次。

专家说：冬瓜连皮煮汤，降糖、降脂、降压的效果会更明显。

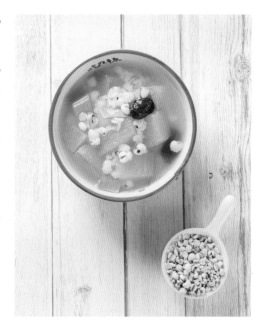

🚇 降糖美味3：薏米红豆粥

材料 薏米、红豆各 30 克，大米 50 克。

做法 将上述食材洗净，放入锅内，加水煮粥即可。

食用 佐餐食用，每日 1 次。

专家说：薏米、红豆都可以提前泡发好，煮的时候更容易软烂。

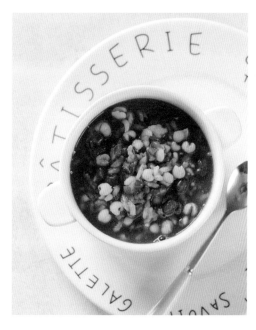

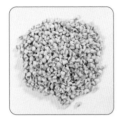

薏苡多糖是薏米中特有的一种降糖成分，可有效地抑制氧自由基对胰岛β细胞的损伤及肾上腺素引起的糖异生；薏米中的脂肪油也有助于降低血糖。另外，薏米还能增强肾功能，清热利尿，积极地改善糖尿病并发肾病引起的尿少、水肿等病症。

◆生糖指数：53 （低□ 中☑ 高□）

◆热量：357 千卡

◆推荐用量：每餐以 50 ~ 100 克为宜。

◆降糖关键营养素：薏苡多糖、脂肪油

|变|着|花|样|随|心|吃|

薏米红豆糙米饭： 薏米 50 克，红豆 25 克，糙米 120 克。将材料分别淘洗干净，用清水分别浸泡 4 ~ 6 小时然后一起倒入电饭煲内，倒入适量清水，盖上锅盖，按下蒸饭键，蒸熟即可。

【专家说】不要长时间蒸煮，以免加重糊化程度，提高生糖指数。薏米搭配红豆，不仅能降低血糖，还对防治糖尿病并发肥胖症、高脂血症等有益。

薏米山药粥： 薏米、大米各 50 克，山药 30 克。将薏米、大米分别淘洗干净，薏米浸泡 4 小时左右，大米浸泡 30 分钟左右；山药洗净，去皮，切丁。热锅，倒入适量清水，放入薏米煮软，再加入山药丁、大米，大火煮至米粒熟烂即可。

【专家说】为了不影响食材的生糖指数，一定要降低糊化程度。所以，首先要将薏米与大米泡软，放入水中之后先煮薏米再煮大米，因为薏米更不容易熟。

薏米冬瓜粥： 薏米 30 克，冬瓜 50 克，大米 100 克，元贞糖适量。将冬瓜去皮、切小块；薏米、大米分别洗净、泡软。将薏米先放入锅内，加水煮成粥，待粥五成熟时，加入冬瓜块、大米，继续煮，煮至米烂粥稠时倒入元贞糖调味即可。

【专家说】冬瓜与薏米的组合，能够促进肠胃蠕动，加速废弃物的排泄，减少肠道对胆固醇的吸收，积极地降低血脂，还能延缓餐后血糖上升的速度。

● **实用便利贴** ●

薏米煮软或炒熟后食用，更能有效地被人体吸收，快速地缓解疲劳，而且在补充能量的同时还不会增加过多的脂肪与热量。

🚇 其他降糖明星与美味

1 燕麦中富含的可溶性膳食纤维可阻止小肠对淀粉的吸收，使餐后血糖上升趋于缓和，胰岛素被合理地利用，从而积极地控制血糖。

★ 健康美食——燕麦粥

材料 燕麦 40 克，大米 60 克。

做法

❶ 将燕麦、大米淘洗干净，用清水浸泡 30 分钟左右。

❷ 热锅，倒入适量清水煮沸，加入燕麦、大米煮成粥即可。

2 荞麦中的黄酮类物质，尤其是芦丁，能够促进胰岛素分泌。若是苦荞麦，其中含有的荞麦糖醇，能够增强胰岛素活性，具有明显的降糖作用。

★ 健康美食——葱香荞麦饼

材料 荞麦面 200 克。

调料 葱花、植物油各 10 克，盐 4 克。

做法

❶ 荞麦面倒入容器内，加入适量温水，使劲和面，至光滑的软面团，醒发 30 分钟左右；葱花拌入少许植物油与盐。

❷ 将醒发好的面团擀成面片，把葱花撒在上面，卷成花卷，分成 3 份，将花卷按成圆饼状，用擀面杖擀成薄饼，放入锅内烙熟即可。

3 莜麦含有多种微量元素，可促进胰岛素形成与分泌，有效地降低血糖。轻症糖尿病患者如果每天吃一次莜麦，就能够降低血糖与尿糖。

★ 健康美食——莜麦蛋饼

材料 莜麦面 100 克，鸡蛋 1 个，韭菜 50 克。

调料 植物油 10 克，盐 3 克。

做法

❶ 鸡蛋打散；韭菜洗净，切末。

❷ 将鸡蛋液、盐、韭菜末、水倒入莜麦面中，搅匀。

❸ 热锅，倒油，放面糊，摊成饼状，煎至两面发黄即可。

第六，清淡饮食，多吃蔬菜

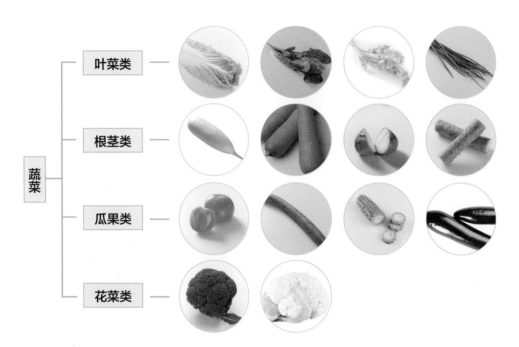

蔬菜
- 叶菜类
- 根茎类
- 瓜果类
- 花菜类

降糖词条 低糖、低热量、促糖代谢、分泌胰岛素、清热润肠。

适宜人群 便秘患者、糖尿病患者、心血管病患者。

禁忌人群 脾胃虚寒者不宜多吃。

🚇 降糖原理看过来

★蔬菜富含膳食纤维，可提高胰岛素受体的敏感性，抑制餐后血糖的上升；还能促进肠胃蠕动，帮助胆固醇排泄，改善便秘的同时又能降低血脂，对糖尿病并发症有一定的防治功效。

★蔬菜富含维生素 C，可以帮助人体维持正常的胰岛素功能，促进糖代谢，甚至具有抑制醛糖还原酶的作用，预防或改善糖尿病并发周围神经病变等。

★部分蔬菜含有铬、硒、锰、锌等微量元素，有助于稳定血糖。

🚇 每餐都有蔬菜，营养更均衡

一般来说，我们每日都应食用 350 克蔬菜，并确保每餐都有蔬菜，同时控制主食与肉类食物的摄入量，这样才能真正做到营养均衡。

降糖美味1：南瓜百合粥

材料 大米 200 克，南瓜 150 克，百合 100 克，枸杞子少许。

调料 盐适量。

做法

❶ 大米淘洗干净，浸泡 30 分钟；南瓜去皮及子，洗净后切块；百合洗净后剥瓣，入沸水中汆烫，捞出沥干。

❷ 大米下入锅中，加水，大火烧沸后再下入南瓜块，转小火煮约 30 分钟。

❸ 下入百合、枸杞子及盐，煮至粥黏稠即可出锅。

食用 佐餐食用，每日 1 次。

如果喜欢吃甜的，也可以将盐换成元贞糖。

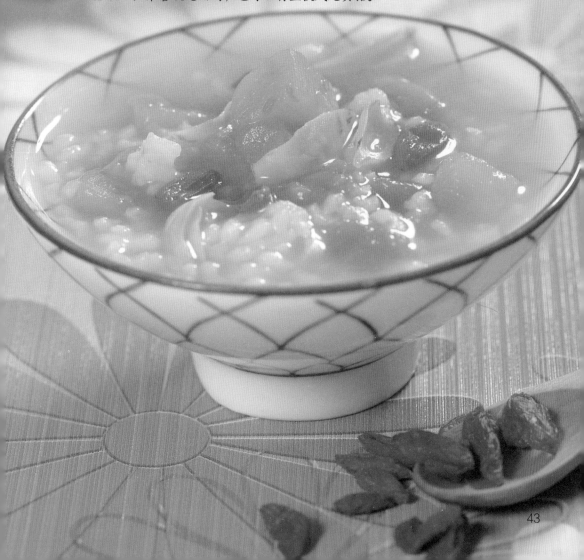

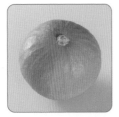

南瓜，富含大量的果胶纤维素，与淀粉类食物混合时，能提高胃内容物的黏性，使糖类吸收减慢，从而延缓餐后血糖指数的升高。而且，果胶纤维素在肠道内会形成一种凝胶状物质，使得消化酶与糖类能够均匀混合，延缓肠道对单糖物质的消化与吸收，从而降低血糖。

南瓜还能产生饱腹感，改善糖尿病患者的饥饿感。南瓜还富含多种微量元素，比如铬，可使体内胰岛素生物活性增强，对血糖控制有益。

◆生糖指数：75 （低□ 中☑ 高□）
◆热量：22 千卡
◆推荐用量：每餐不宜超过 100 克
◆降糖关键营养素：果胶、微量元素、果胶纤维素

|变|着|花|样|随|心|吃|

南瓜玉米粥： 南瓜 100 克，大米 200 克，鲜玉米 50 克。将大米淘洗干净；南瓜去皮，洗净后切小块；鲜玉米剥出玉米粒；将南瓜块、玉米粒、大米一起放入锅中，加入适量清水，熬煮至熟即可。

【专家说】可以直接将南瓜与鲜玉米粒榨成汁，直接倒入锅中，煮熟后温服，降糖效果也不错。

燕麦南瓜粥： 燕麦 30 克，大米 50 克，南瓜 100 克，葱花、盐各适量。南瓜洗净，削皮，切成小块；大米洗净，用清水浸泡 30 分钟。锅置火上，将大米放入锅中，加水 500 克，大火煮沸后转小火煮 20 分钟，然后放入南瓜块，小火煮 10 分钟；加入燕麦，继续用小火煮 10 分钟。熄火后，加入盐、葱花调味即可。

【专家说】燕麦容易糊锅，加入燕麦后最好一直搅拌着，小火煮熟。

● 实用便利贴

★南瓜一次不能吃太多，否则不仅会造成胃灼热难受，还会使得脸色发黄。

★南瓜去皮妙招：先洗净，用刀将其切开两半，接着用勺子挖去瓤与子。用刀切成小块，再将小块南瓜一一切去老皮。

🚇 降糖美味2：凉拌苦瓜

[材料] 山药20克，苦瓜500克。

[调料] 香油2大匙、姜片、葱段、料酒、酱油、盐各适量。

[做法]

❶ 将山药去皮，切薄片；苦瓜去瓤，洗净后切片。

❷ 将山药片、苦瓜片、料酒、姜片、葱段放入锅中，加水，用中火煮熟。

❸ 捞出苦瓜片、山药片，待凉后加入盐、酱油、香油拌匀即可。

[食用] 佐餐食用，每日1次，食用3～5日即可。

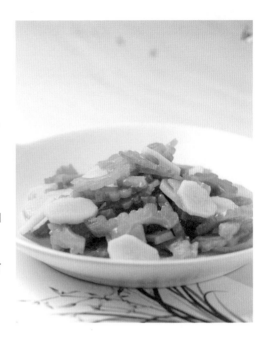

🚇 降糖美味3：荷叶苦瓜粥

[材料] 苦瓜40克，干荷叶10克，大米100克。

[调料] 盐适量。

[做法]

❶ 苦瓜洗净，除去瓜瓤，用冷水浸泡后捞出，切成丁；大米洗净。

❷ 将干荷叶水煎取汁。

❸ 将大米放入荷叶水中，大火煮沸，加入苦瓜丁，改用小火熬煮至粥熟，调入盐即可。

[食用] 佐餐食用，每日1次。

专家说： 浸泡苦瓜，可去除苦味。

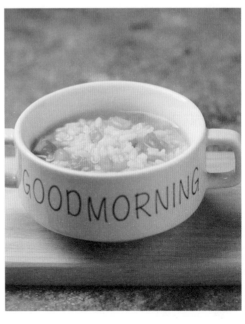

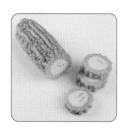

苦瓜，富含苦瓜皂苷，不仅可以减轻人体胰岛的负担，还有利于胰岛β细胞功能的恢复。

另外，苦瓜中含有一种多肽-P的胰岛样物质，能够有效地调节血糖。

苦瓜还能稳定血压，可以防治糖尿病并发高血压。

◆生糖指数：15 （低☑ 中☐ 高☐）

◆热量：19 千卡

◆推荐用量：每餐不宜超过 80 克

◆降糖关键营养素：苦瓜皂苷、多肽-P

|变|着|花|样|随|心|吃|

苦瓜薏米粥： 苦瓜、薏米各 30 克，粳米 60 克，红豆 90 克。先将苦瓜洗净，剖开去瓤及子后切成小块，放入锅中，与其他食材同煮，煮至烂熟即可。

【专家说】如果喜欢吃甜的，可以加入元贞糖调味；如果喜欢吃咸的，可以加入适量盐调味。

泽兰苦瓜炒百合： 泽兰 12 克，苦瓜 30 克，新鲜百合 60 克，植物油、盐、葱段、姜片各适量。将苦瓜去皮，切片；泽兰入沸水中煎煮，去渣取汁；苦瓜片、百合分别入沸水中汆烫。热油锅，煸香葱段、姜片，下入苦瓜片、百合、盐炒匀，下入泽兰汁炒熟。

【专家说】苦瓜与百合搭配，在降糖的基础上还能稳定情绪，有助于提高睡眠质量，尤其适合睡眠欠佳的糖尿病患者食用。

苦瓜豆腐汤： 苦瓜 150 克，猪瘦肉 100 克，豆腐 200 克，料酒、盐、植物油、香油、酱油、葱花各适量。苦瓜去瓤及子，切片；豆腐切块；将猪肉剁成末，加料酒、酱油、香油腌 10 分钟左右。生油烧熟，略降温后下猪肉末划散，加入苦瓜片翻炒几下，倒入沸水，下入豆腐块，用勺划碎，加盐调味煮沸，淋上香油，撒入葱花。

【专家说】苦瓜片中加入盐腌制10分钟左右，然后挤出水分，有利于去除苦味。但烹饪时要少放点儿盐。

降糖美味4：胡萝卜莲子生姜粥

材料 胡萝卜1根，莲子30克，生姜10克，大米50克。

调料 元贞糖适量。

做法

❶ 将胡萝卜洗净，切小块；莲子洗净，泡软；生姜切碎；大米淘洗干净。

❷ 将材料一起放入锅中煮粥，粥熟时调入元贞糖拌匀即可。

食用 佐餐食用，每日1次。

专家说：生姜祛寒暖身，适合冬天吃，降糖的同时还能预防感冒。

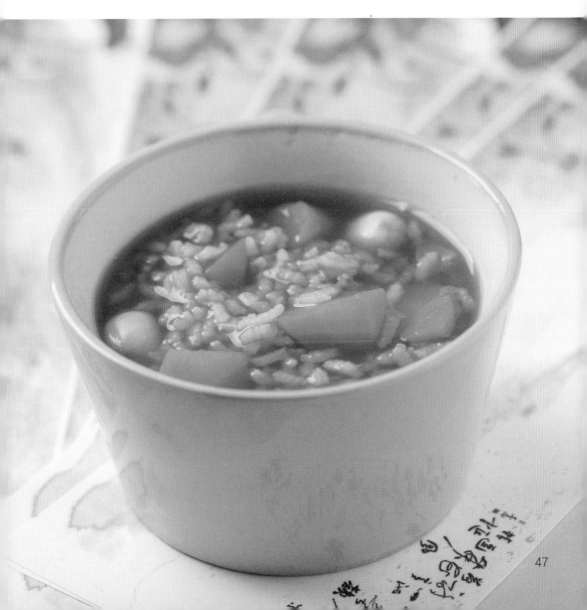

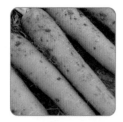

胡萝卜，含有丰富的胡萝卜素，能有效地对抗人体自由基，降低血糖。胡萝卜还含有槲皮素，能增加冠状血流量，降低血脂，促进肾上腺素合成。胡萝卜的降血压、强心肌功效也比较明显，而且对糖尿病并发高血压、神经组织损伤，甚至视网膜损伤等均有较好的辅助治疗功效。

更重要的是，胡萝卜的甜味并不是因为胡萝卜含糖量高，而是它本身固有的特性，而且它的热量也比较低，糖尿病患者食用后不用担心血糖上升太快。

◆生糖指数：71 （低□　中☑　高□）

◆热量：25 千卡

◆推荐用量：每餐不宜超过 60 克（1 根）

◆降糖关键营养素：胡萝卜素

|变|着|花|样|随|心|吃|

胡萝卜粥：胡萝卜 150 克，粳米 100 克，盐、香油各适量。粳米淘洗干净，胡萝卜洗净后切丁，放入砂锅内，加适量水，大火煮沸后用小火熬煮成粥，加入盐、香油搅匀即可。

【专家说】如果不喜欢胡萝卜的味道，也可以先将胡萝卜入沸水中烫2分钟左右，再煮粥。

胡萝卜炒鸡丝：姜黄 10 克，鸡胸肉 150 克，胡萝卜 50 克，植物油、盐、料酒、葱、生姜、水淀粉各适量。将胡萝卜去皮，洗净，切丝；生姜洗净后切丝；葱洗净后切段；鸡胸肉洗净，切丝，上浆后滑油炒熟；姜黄加适量清水煎煮，去渣取汁，加入盐制成调味汁。热油，煸香葱段、生姜丝，下入鸡丝、胡萝卜丝，烹入料酒，倒入调味汁，大火炒匀出锅。

【专家说】没有姜黄，就用生姜代替吧！

● **实用便利贴** ●

★胡萝卜不适合与白萝卜一起烹饪食用，因为白萝卜中富含的维生素 C 容易被胡萝卜所含的氧化镁破坏掉，营养价值反而会大打折扣。

★日常生活中哪怕只是简单地喝一杯胡萝卜汁，对预防糖尿病都有极大的帮助。可以带着皮直接将胡萝卜榨汁饮用。

🚊 其他降糖明星与美味

1 　　菜花富含铬，在改善糖尿病方面作用明显，并能改善血脂异常状况。菜花还含有丰富的类黄酮，可以预防感染，清理血管，减少心脑血管疾病的发生；富含的维生素 K，还能保护血管壁。

★ 健康美食——菜花香菇粥

[材料] 菜花 40 克，香菇、胡萝卜各 20 克，大米 100 克。

[调料] 盐 2 克，鸡精 1 克。

[做法]

❶大米洗净；菜花洗净，撕成小朵；胡萝卜洗净，切成小块；香菇洗净，切丝。

❷锅置火上，注入清水，放入大米，用大火煮至米粒绽开后，放入菜花、胡萝卜块、香菇丝。

❸煮沸后改用小火煮至粥成，加入盐、鸡精调味即可食用。

[食用] 佐餐食用，温服。

　【专家说】香菇的加入，不仅可以发挥降糖功效，还能增加整碗粥的香味。

2 　　莴笋中富含烟酸，是胰岛素的激活剂，能够改善糖的代谢功能。莴笋还富含钾，可以调节钠的平衡，利尿，降低血压，预防糖尿病并发症的发生。

★ 健康美食——鱼腥草拌莴笋

[材料] 鱼腥草、莴笋各 200 克。

[调料] 香油、盐、鸡精各适量。

[做法]

❶将鱼腥草洗净，莴笋去皮后切丝。

❷将莴笋丝、鱼腥草分别放入沸水中稍微烫一下，捞出，沥水。

❸鱼腥草、莴笋丝放入大碗中，加入所有调料拌匀即可。

[食用] 佐餐食用，每日 1 次。

　【专家说】莴笋的皮不太好去除，我们可以洗干净整个莴笋后，把它切成一截一截的，再用叉子叉住莴笋，用小刀转着圈儿，一层一层地去皮。

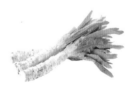

第七，菌类食物可是降糖高手

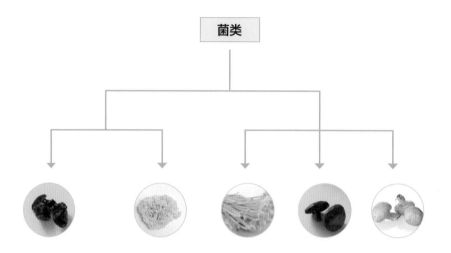

菌类

降糖词条 稳定餐后血糖、清理肠道、预防血栓。

适宜人群 糖尿病患者、便秘者、肥胖者、心血管疾病者。

禁忌人群 肠胃功能较弱者慎食。

🈺 降糖原理看过来

◎菌菇类食物大多营养丰富，且热量相对较低，不用担心食用后血糖快速升高，对血糖的控制还是非常有效的。

◎菌菇类食物大多具有一定的吸附作用，对肠胃有清涤作用，还能有效减少体内胆固醇的含量，预防糖尿病并发高脂血症的发生。

◎菌菇类食物能够减少血液凝结成块，有效地缓解冠状动脉粥样硬化的发生，对糖尿病引起的冠心病有特殊的防治功效。

◎菌菇类食物大多都含有多糖，能降低血液黏度，减少血浆中纤维蛋白原的含量，升高纤溶酶的活性，抵御血栓的形成。

降糖美味1：黄瓜拌黑木耳

材料 黄瓜 150 克，黑木耳 100 克，美人椒圈适量。

调料 橄榄油适量，盐、生抽各少许。

做法

❶ 黄瓜去皮，切成片，待用。

❷ 黑木耳泡发好，去根洗净，然后用开水烫一下，过凉后和黄瓜片、美人椒圈等一起倒入盘中，加入生抽、盐、橄榄油拌匀即可。

食用 佐餐食用，每周 2 次。

专家说：黑木耳可以用银耳代替，降糖效果也不错。

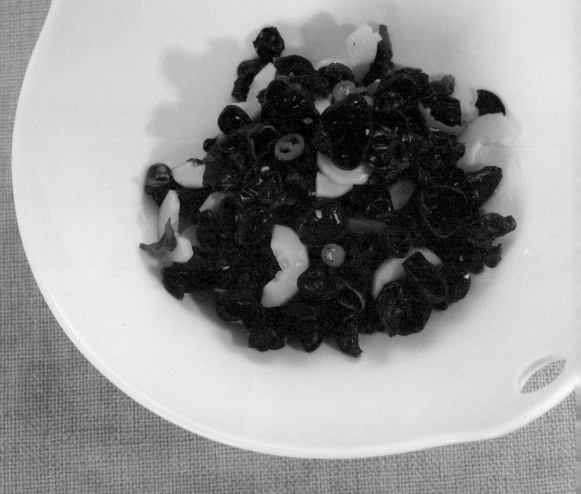

🚃 降糖美味2：木耳白菜汤

材料 水发黑木耳 100 克，白菜 250 克，虾皮 10 克，水发海带 20 克。

调料 盐 3 克，葱丝、姜片、植物油各 5 克。

做法

❶ 将黑木耳洗净，撕成小朵；白菜、水发海带分别洗净，切片。

❷ 热锅，倒入油烧热，用姜片、葱丝、虾皮爆锅，放入白菜片、黑木耳煸炒一下，加入海带片，倒入适量清水，大火煮沸 5 分钟左右，放入盐调味即可。

食用 温服，早晚分服。

专家说：所选食材本身就是生糖指数比较低的食材，而且不用高汤，只是用清水来煮汤，油脂含量更少，降糖效果更佳。

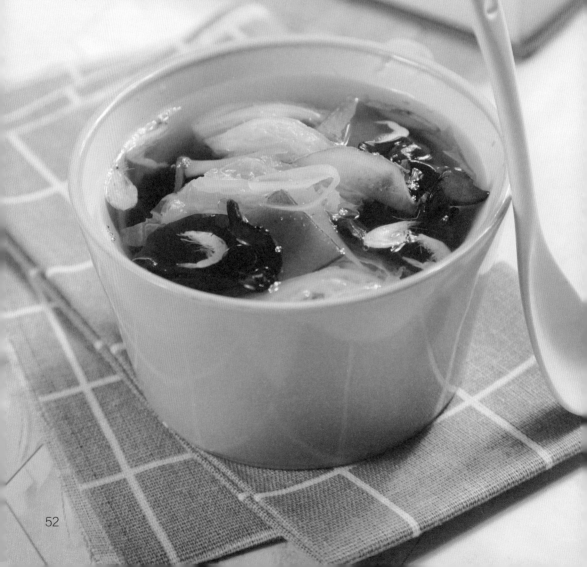

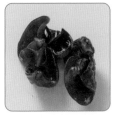

黑木耳含有丰富的甘露聚糖、木耳多糖以及膳食纤维，能够修复受损的胰岛细胞，提供胰岛素所需要的能量，积极地促进胰岛素的分泌，有效地降低血糖并控制血糖。

另外，黑木耳还能防止血栓的形成，降低甘油三酯与胆固醇，防止动脉粥样硬化的发生，积极地预防糖尿病并发冠心病与脑卒中的发生。

◆生糖指数：71 （低□ 中☑ 高□）

◆热量：干品 205 千卡，水发 21 千卡

◆推荐用量：水发黑木耳每餐以 50 ～ 70 克为宜

◆降糖关键营养素：木耳多糖、甘露聚糖、膳食纤维

|变|着|花|样|随|心|吃|

木耳炒黄瓜：黄瓜 250 克，水发黑木耳 100 克，红辣椒片、葱末各 5 克，盐 3 克，鸡精和植物油各少许。将黑木耳洗净，撕成小朵；黄瓜洗净，切片。热锅，倒入油，放入葱末煸炒出香味，放入黑木耳炒一下，倒入黄瓜片，调入盐、鸡精、红辣椒片翻炒入味即可。

【专家说】葱切末，可以用少量的油爆香，增加菜品的香味，还能减少用油量，降低整个菜的热量，帮助稳定餐后的血糖水平。

白菜丝拌黑木耳：黑木耳 30 克，白菜 100 克，白芝麻适量，蒜泥、盐、香油各少许。泡发黑木耳，去除根蒂，洗净，撕成小朵；白菜洗净，切丝。将黑木耳、白菜丝分别倒入沸水中汆烫一下，捞出，沥水，装盘，加入白芝麻、蒜泥，撒上盐，淋入香油，拌匀即可。

【专家说】常吃此菜有利于清热解暑、减肥瘦身，有效地清理血管，改善血液循环，积极地预防并改善"三高"不适，稳定血压与血糖水平。

● 实用便利贴 ●

★挑选：用眼睛观察，天然优质的黑木耳片薄、色深，耳背有浅白色茸毛，耳面有类似筋络的纹路。干的黑木耳，朵片完整，干燥松散，杂质少，手感轻。泡水试试，优质黑木耳吸水性强，吸水后肉质坚韧，富有弹性，体积能增长 10 倍以上。

★清洗：可以加入少许面粉或淀粉，在水中反复揉搓，再用清水冲洗 2 ～ 3 遍即可。

🎛 其他降糖明星及美味

1 银耳含有丰富的膳食纤维，有延缓血糖上升的作用。银耳中还含有较多的银耳多糖，能够增强胰岛素的活性，有利于降低血糖。

★ 健康美食——银耳拌芹菜

材料 干银耳 5 克，芹菜 250 克。

调料 蒜末、盐、鸡精各适量，香油 3 克。

做法

❶ 干银耳泡发，洗净，入沸水煮熟，撕小朵；芹菜洗净，切段，入沸水汆烫。

❷ 将银耳、芹菜段与蒜末、盐、鸡精以及香油拌匀。

2 金针菇中的膳食纤维是常见菌菇类食品中最高的，有利于降低血糖，延缓餐后血糖上升的速度，并积极地改变外周组织对胰岛素的敏感度。

★ 健康美食——蒜蓉金针菇

材料 金针菇 250 克，青椒丝、红椒丝各 25 克。

调料 蒜蓉 15 克，盐 4 克，植物油 3 克。

做法

❶ 金针菇洗净，切段，与青、红椒丝入沸水汆烫。

❷ 热锅，倒油烧热，爆香蒜蓉，放入金针菇，青、红椒丝略炒，放入盐炒匀。

3 香菇中的香菇多糖能够调节糖代谢，改善糖耐量，促进肝糖原合成，减少肝糖原分解，降低血糖，减轻糖尿病不适。

★ 健康美食——香菇油菜

材料 油菜 150 克，干香菇 50 克。

调料 葱花 5 克，盐 3 克，植物油 10 克，鸡精少许。

做法

❶ 油菜洗净；干香菇泡发洗净，去蒂，入沸水汆烫，捞出切片。

❷ 热锅，倒油烧热，葱花炒香，放入油菜与香菇片翻炒至熟，调入盐及鸡精炒匀。

第八，控制血糖非得与水果说再见吗

水果富含维生素、矿物质、膳食纤维等，深受人们的喜爱。而且，水果的水分充足，能够缓解糖尿病患者口渴、烦热等不适。但是，水果含糖量往往较高，糖尿病患者大量进食的话，很容易引起血糖值激增。那么，糖尿病患者为了控制血糖，是否一定要与水果说再见呢？

事实上，糖尿病患者也需要吃水果，只是需要做到有选择性地食用，并且要控制好食用量。

你得这样吃水果

糖尿病患者如果血糖控制得比较好或者血糖已经平稳了一段时间后，可以适量进食部分水果，但要注意以下三点：

◎水果最好不要在正餐时食用，应该作为加餐时食用，最好是上午 10 点或下午 3 点左右，晚上也尽量别吃水果。

◎尽量选择含糖量相对较低与升糖速度较慢的水果。如果是含糖量偏高的水果，应该相应地减少食用量。

◎每日水果的食用量尽量保持在 200 克左右，也就是不要超过 1 个食物交换份，同时还需要适当减少主食的食用量。

权威情报站

太甜的水果，糖尿病患者一定不能吃吗

首先，甜味食物并不一定含糖量也高。举个例子，西瓜很甜，但它的水分也很大，含糖量并不高，生糖指数自然也不高。也就是说，西瓜其实属于低糖水果，连一片咸味面包都比不过呢！所以，我们不能用食物的甜味来判断它的生糖指数。

另外，即便是有一定含糖量的水果，只要控制好食用量，也不是不能吃。

按含糖量合理选择水果

原则上，糖尿病患者可以吃所有水果，只是要按照水果的含糖量来调节食用量。也就是说，低糖水果可以适当多吃一些，中糖水果最好少吃一点儿，而高糖水果就尽量不吃。

【低糖水果】每100克水果中含糖量不超过10克，每天可食用200 ~ 300克。
代表水果：如下表。

低糖水果含糖量一览表（单位：克/100克可食部分）

水果名	含糖量	水果名	含糖量
甜瓜	3.5	枇杷	6.6
西瓜	4.2	樱桃	7.8
椰子汁	4.7	柠檬	7.9
杏	4.8	番石榴	7.9
青梅	5.2	葡萄	8.2
白兰瓜	5.2	李子	8.8
木瓜	5.3	梨	9.0
杨桃	5.3	菠萝	9.3
草莓	5.7	哈密瓜	9.5
白香瓜	6.2	柚子	9.6
杨梅	6.3	甜橙	9.7

【中糖水果】每100克水果中含糖量为11 ~ 20克，每天可食用100 ~ 200克。
代表水果：香蕉、石榴、橘子、苹果、猕猴桃、荔枝、芒果、柿子等。
【高糖水果】每100克水果中含糖量不超过20克，每天可食用50 ~ 100克。
代表水果：鲜枣、山楂等。

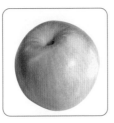

苹果含有铬，能提高糖尿病患者对胰岛素的敏感性，而苹果酸则有助于稳定血糖，预防和辅助治疗2型糖尿病。苹果中还含有大量的钾，能与体内过剩的钠结合，使之排出体外，并促使苹果中糖的吸收缓慢均匀地进行，从而降低血糖，尤其是餐后血糖，对糖尿病和高血压均有较好的辅助治疗功效。

◆生糖指数：36 （低☑ 中□ 高□）
◆热量：52千卡
◆推荐用量：每餐不宜超过1个（大约200克）
◆降糖关键营养素：铬、苹果酸、钾

🚃 降糖美味：苹果藕汁

材料 苹果 1 个，新鲜莲藕 100 克。

调料 元贞糖适量。

做法

❶ 苹果去皮、核，切小块；莲藕去皮，切小块。

❷ 将莲藕块、苹果块一起放入榨汁机，加入适量白开水，榨汁后过滤一下，再调入元贞糖搅匀。

食用 每日 1 次，分服。

专家说：苹果榨汁容易氧化变黑，建议尽早喝完或者一次不要榨汁太多。

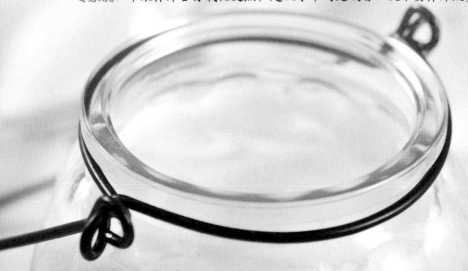

第九，多吃豆类及其制品，补蛋白、促代谢

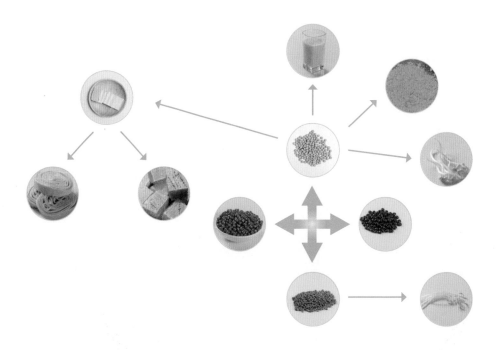

降糖词条 低糖、促糖代、分泌胰岛素、润肠通便。

适宜人群 更年期女性、糖尿病患者、心血管病患者。

禁忌人群 并发肝病、肾病、痛风、动脉硬化者不宜食用。

🔋 降糖原理看过来

★大豆的确是食疗佳品，具有一定的降糖功效，能够积极地改善糖尿病及其并发症。其中所含的糖分极少，而且大多是一些功能较低的聚糖，不容易被人体所吸收，也不会给人体提供太多的热量。

★大豆富含人体必需氨基酸之一的赖氨酸，能够促进葡萄糖代谢。

★大豆中还含有大量的磷脂，能够促进胰岛顺利地分泌出胰岛素，保证了糖代谢的正常运作，还可以帮助一些排泄物顺利地排出体外，避免了血糖的急速升高。

★大豆中含有大量的可溶性膳食纤维，不仅具有润肠通便的功效，还可以增强胰岛素的敏感度，从而有效地调节血糖。

🚇 降糖美味1：醋泡大豆生姜

材料 大豆小半碗，姜片5片。

调料 陈醋适量。

做法 将大豆洗净，与姜片一起装入碗中，倒入陈醋浸泡数日。

食用 吃豆、喝醋。

专家说：醋有很强的降糖功效，还能软化血管，对糖尿病、高血压、高脂血症、心脑血管疾患等都有辅助调理作用。

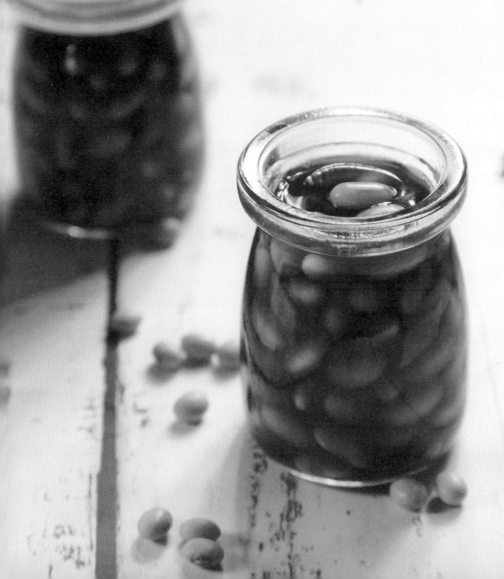

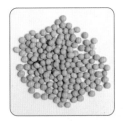

大豆中的豆胶具有促进胰岛素分泌以及改善组织细胞对胰岛素敏感性的作用，可积极地提高葡萄糖的利用率，有利于控制血糖。大豆中还含有皂苷，有明显的调节血脂的作用，有利于减轻体重，减少血清中的脂质含量，有效地预防糖尿病并发高脂血症、肥胖以及脂肪肝等。

◆生糖指数：18 （低☑ 中☐ 高☐）
◆热量：359 千卡
◆推荐用量：每餐不宜超过 40 克（水发之后的重量）
◆降糖关键营养素：豆胶、皂苷

|变|着|花|样|随|心|吃|

拌萝卜大豆： 水泡大豆 100 克，胡萝卜 300 克，盐、香油各适量。将胡萝卜去头及尾，洗净，切成小丁；将胡萝卜丁与大豆一起入沸水锅内烫一下，捞出，沥水。在大豆与胡萝卜丁中加入盐、香油拌匀即可。

【专家说】佐餐食用，每日1次，有利于减缓餐后血糖上升的速度，降低血糖。

芹菜拌大豆： 芹菜 100 克，大豆 200 克，盐、醋、生抽、植物油各适量，干辣椒少许。芹菜洗净，切段；大豆洗净，用水浸泡；干辣椒洗净，切段。锅内注入清水，煮沸，分别放入芹菜段与浸泡过的大豆，烫熟，捞出，沥水，并装入盘内。将干辣椒入油锅内炝香，加入盐、醋、生抽拌匀，淋在大豆芹菜上即可。

【专家说】芹菜属于高纤维食物，与大豆一起食用，能调节血糖，增强胰岛素的敏感性。

香椿芽拌大豆： 香椿芽 100 克，干大豆 50 克，盐、香油各 3 克，鸡精少许。将干大豆用清水浸泡 12 小时左右，煮熟，捞出；香椿芽洗干净，放入沸水中余烫一下，捞出，切末。将香椿芽末与大豆倒入小碗内，加入盐、鸡精、香油拌匀即可。

【专家说】大豆浸泡时间长一些，更易入味。香椿芽拌着吃可减少用油量。

● 实用便利贴 ●

生大豆含有不利于健康的抗胰蛋白酶与凝血酶，所以大豆不宜生食，夹生的大豆以及干炒大豆最好都不要随意尝试。

🚇 降糖美味2：红豆薏米粥

材料 红豆、薏米各 100 克。

调料 盐适量。

做法 将红豆、薏米洗净，一起放入锅内，加水适量，中火煮沸，改用小火煮约 40 分钟，加入盐调味即可。

食用 温服，分多次服用。

专家说：红豆煮开花口感更好，但是会花费太长时间，所以建议提前一晚浸泡在清水中，能够加快煮开花的速度。

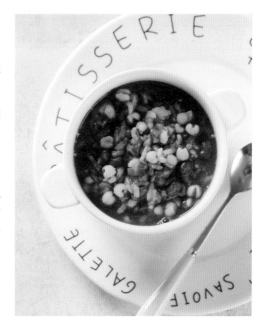

🚇 降糖美味3：草花绿豆粥

材料 甘草 15 克，菊花 10 克，绿豆 50 克。

调料 盐适量。

做法 先将所有材料洗净，绿豆浸泡 2 小时左右；将甘草和菊花一起入锅中煎煮，滤去渣；将绿豆与甘草菊花汁一起倒入砂锅中，加入适量清水后小火熬煮，至绿豆软烂为止，加入盐调味。

食用 温热服用，每日 1 次，可分两餐食用完。

专家说：该粥适合糖尿病患者在夏秋季节食用，能够去火清热。

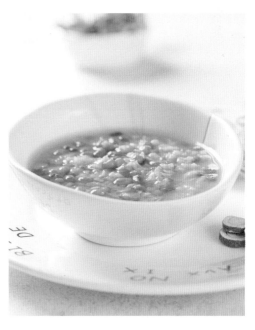

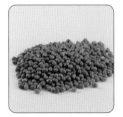

绿豆中含有的低聚糖对糖尿病患者的空腹血糖、餐后血糖均有一定的降低作用，而且产生的热量本身就很低，不容易引起肥胖，特别适合糖尿病患者食用。

绿豆还能抑制人体对脂肪的吸收，可以积极有效地防治糖尿病并发脂肪肝。

不仅如此，绿豆中所含的降压成分也比较丰富，可以积极地稳定血压，预防并改善糖尿病并发高血压。

◆生糖指数：27.2　（低☑　中□　高□）
◆热量：316 千卡
◆推荐用量：每餐不宜超过 40 克（水发之后的重量）
◆降糖关键营养素：低聚糖

|变|着|花|样|随|心|吃|

冬瓜绿豆汤： 冬瓜 50 克，绿豆 20 克，葱段、生姜片各适量，盐少许。将冬瓜去皮及瓤，洗净后切块；绿豆洗净，浸泡。将绿豆、葱段、生姜片一起放入锅内，倒入适量清水，大火煮沸后改用小火慢炖，待绿豆软时加入切好的冬瓜块，煮至冬瓜软而不烂，加盐调味即可。

【专家说】冬瓜本身的热量就不高，还能减轻体重，消除脂肪，搭配绿豆的话，特别适合肥胖型的糖尿病患者食用，降糖效果比较明显。

玉米绿豆米粥： 绿豆、玉米粒、糯米各 30 克。将绿豆、玉米粒、糯米分别淘洗干净；糯米浸泡 1 小时左右；玉米粒浸泡 6 小时左右；绿豆提前一晚浸泡，用蒸锅蒸熟，备用。热锅，倒入适量清水，加入玉米粒，大火煮沸后放入糯米，转小火熬煮 20 分钟左右，再倒入绿豆，继续煮约 5 分钟即可。

【专家说】绿豆提前一晚浸泡好，并用蒸锅蒸熟，可以降低血糖生成指数。玉米粒、糯米、绿豆这三种食材应该按照食物的易熟程度分别加入，不要一起倒入锅内煮，容易糊锅。

● 实用便利贴 ●

肠胃不好的患者不宜大量食用绿豆，否则很容易引起或加重腹泻、腹痛。绿豆也不宜煮得太烂，只要煮开花即可，否则容易破坏它本身所含的有机酸与维生素，降低它的营养价值。

🚇 其他降糖明星与美味

1 　　豌豆富含粗纤维，能够促进肠胃蠕动，保证大便通畅，从而较好地清理大肠，排出体内多余的胆固醇与脂肪。

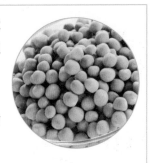

　　豌豆中还含有丰富的膳食纤维，水溶性较好，一旦进入人体，就能有效地清理肠胃，改善或预防便秘，稳定血糖，调节血脂。

★ 健康美食——豌豆香菜饮

【材料】豌豆120克，陈皮10克，香菜50克。

【做法】将上述材料分别洗净，入锅，加入适量清水，大火煮沸后改用小火煎煮30分钟左右，滤渣取汁。

【食用】每日1次，温服。

　　【专家说】如果觉得口感不好，就放点元贞糖调味吧。

2 　　绿豆本身就是一种很好的降低胆固醇的食物，在它发芽过程中，维生素C可达绿豆原含量的六七倍之多。也就是说，绿豆芽含有大量的维生素C，有利于促进胆固醇的排泄，防止其在动脉内壁沉积。

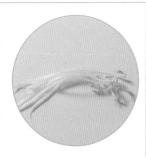

　　绿豆芽还是蛋白质的高产者，甚至比绿豆还丰富，而且无胆固醇、低脂肪，有利于降低血糖。

★ 健康美食——胡萝卜拌豆芽

【材料】胡萝卜100克，绿豆芽200克。

【调料】香油、盐、鸡精、醋、生抽、蒜末各适量。

【做法】将胡萝卜去皮，切丝，与绿豆芽一起入沸水中氽烫，冷水冲凉后沥干，装入大碗中，再加入盐、醋、生抽、鸡精、蒜末、香油调味，拌匀。

【食用】佐餐食用，隔日1次。

　　【专家说】氽烫食材后再凉拌着食用，不用太多调料，能够减少热量的摄入，增强降糖功效。

第十，水产多美味，降糖小助手

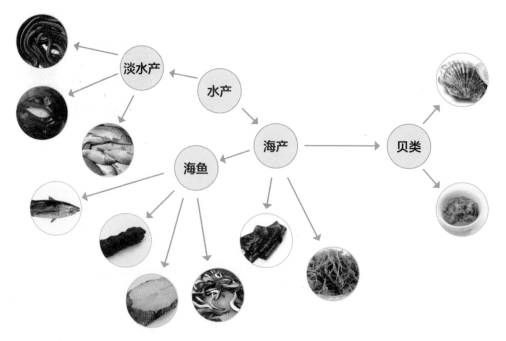

降糖词条 低热量、稳定餐后血糖、防治并发症。

适宜人群 糖尿病患者、便秘者、肥胖者。

禁忌人群 咳嗽、皮肤瘙痒者。

🔲 降糖原理看过来

★水产中卵磷脂与 DHA 含量比较丰富，这些营养素是构成人体各个器官组织的重要成分，还是脑细胞不可缺少的营养，并能积极地保护胰岛 β 细胞，有效地稳定糖尿病的病情。

★水产中所含的蛋白质还是天然的，可在一定程度上改善糖代谢，有效地调节血糖水平。

★水产的热量普遍都不高，不用担心餐后血糖上升速度太快而无法控制血糖。

★水产中含有丰富的微量元素，有利于促进胰岛素及肾上腺皮质激素的分泌，增强葡萄糖在肝脏及肌肉组织内的代谢，从而降低血糖。

★水产中所含的不饱和脂肪酸丰富，有降低血脂的功效，对改善糖尿病并发高脂血症有益。

🍲 降糖美味1：山药黄鳝汤

【材料】鳝鱼1条，山药1段，黄芪20克，红枣3颗。

【调料】陈皮、生姜各适量，盐少许。

【做法】

❶ 黄鳝宰杀，处理干净；红枣洗净，去核；山药去皮，洗净，切块；黄芪、陈皮清洗干净；生姜洗净，切片。

❷ 将全部食材放入砂锅内，倒入适量清水，大火烧开后改用小火炖煮，1小时后加入盐调味即可。

【食用】佐餐食用，喝汤吃鱼肉。

【专家说】山药处理好后，建议泡在水里，以免暴露在空气中氧化发黑。

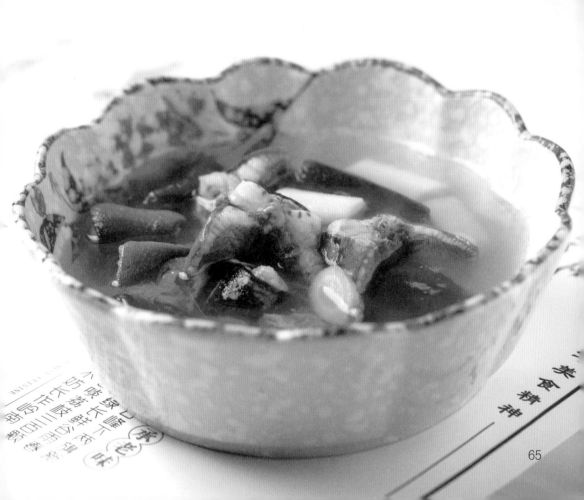

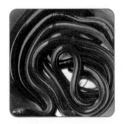

黄鳝中含有一种特殊物质，叫作"鳝鱼素"，能够降低血糖并有效地控制住血糖，对糖尿病有较好的辅助治疗作用。

◆生糖指数：38.6 （低☑ 中□ 高□）

◆热量：89千卡

◆推荐用量：每餐以100克左右为宜

◆降糖关键营养素：鳝鱼素

|变|着|花|样|随|心|吃|

苦瓜鳝片：黄鳝200克，苦瓜100克，红椒、盐、生姜丝、蒜末、酱油、料酒、植物油各适量。将黄鳝切段，加入盐、料酒腌制一下；苦瓜去子，切成斜块；红椒切块。热油锅，下入黄鳝段大火翻炒；另起锅，下入生姜丝、蒜末、红椒块、苦瓜块翻炒，五成熟时加入黄鳝段翻炒至熟，加入盐、酱油调味。

【专家说】黄鳝与苦瓜均有降低血糖的功效，强强联合，降糖功效倍增，有利于控制餐后血糖值，积极地预防并改善糖尿病并发高脂血症、高血压等。

蒜鳝段：黄鳝300克，蒜50克，盐、酱油、料酒、胡椒粉、花椒粉、植物油各适量，高汤少许。将黄鳝切段。热油锅，倒入黄鳝段煸炒，加入盐、料酒炒至酥软，再倒入高汤，下入酱油、胡椒粉、蒜煮一下，撒上花椒粉即可。

【专家说】有利于降低血糖，还能杀菌开胃。

人参鳝鱼汤：鳝鱼1条，枸杞子5克，人参、党参各适量。将鳝鱼处理干净，与枸杞子、人参、党参等装入碗中，加入适量清水，然后放入锅中蒸熟即可。

【专家说】糖尿病患者经常食用此汤，不仅能够降低血糖，还能稳定病情，积极地预防并改善糖尿病并发性功能障碍。

● 实用便利贴 ●

清洗鳝鱼的方法：用粗盐均匀撒在鳝鱼上，用力擦洗，再撒点生粉，可把鳝鱼身上的黏液粘掉，再擦一擦，并用水冲洗干净。

🤖 降糖美味2：海带冬瓜扁豆汤

【材料】水发海带 50 克，冬瓜 40 克，白扁豆 20 克，薏米 30 克。

【调料】盐 2 克。

【做法】

❶ 冬瓜去皮、切块；海带洗净，切条；白扁豆、薏米分别洗净、浸泡 4 小时。

❷ 将白扁豆、薏米与海带条一起放入锅中，加水，大火煮沸后改用小火，煲至将熟时放入冬瓜块，继续煲 20 分钟左右，最后加盐调味即可。

【食用】温服，每日 1 次，分服。

【专家说】冬瓜也可以连皮一起煮汤，降压与降糖的效果都会更显著，但是一定要洗干净。

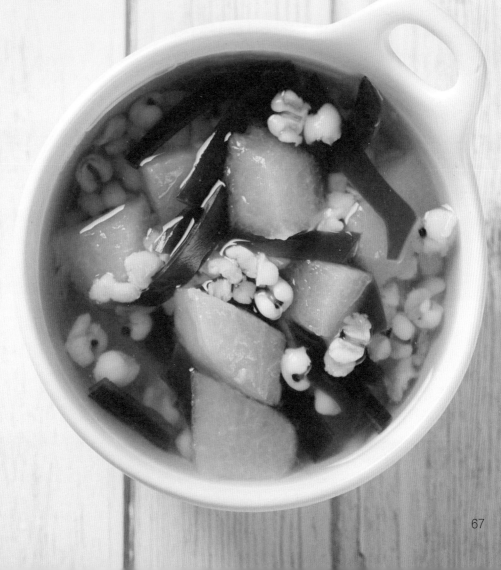

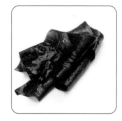

海带含有大量的有机碘，可促进胰岛素及肾上腺皮质激素的分泌，并帮助葡萄糖在肝脏的代谢，延缓餐后血糖上升的速度，从而降低血糖，改善糖尿病病情。另外，海带还含有硫酸多糖，能够吸收血管中的胆固醇，并帮助其排出体外，能够有效地预防并改善糖尿病并发心脑血管疾病。

◆生糖指数：13.5 （低☑　中☐　高☐）

◆热量：17 千卡

◆推荐用量：每餐以 150 ～ 200 克为宜

◆降糖关键营养素：碘、硫酸多糖

|变|着|花|样|随|心|吃|

姜黄海带粥：姜黄 2 克，海带丝 10 克，粳米 100 克，盐少许。将姜黄洗净，放入锅内，加入适量清水，大火煮沸后改用小火煎煮 10 分钟，去渣留汁，加入海带丝、粳米一起煮粥，待粥将成时加入盐调味即可。

【专家说】姜黄中的姜黄素同样有利于降低血糖，减少糖尿病并发症的发生。

白菜海带豆腐汤：白菜 200 克，海带结 80 克，豆腐 50 克，高汤、盐、植物油各适量，香菜碎少许。将白菜洗净，撕成小块；海带结洗净；豆腐洗净，切块。热油锅，加入高汤，下入白菜块、豆腐块、海带结，大火煮沸后改用小火慢炖，调入盐，撒上香菜碎即可。

【专家说】海带最适合与豆腐搭配食用了，因为豆腐中的皂角苷会造成碘缺乏，而海带正好富含碘，二者综合一下，可使体内的碘元素处于平衡状态，更有利于稳定血糖。

海带决明子汤：海带 20 克，决明子 15 克，盐适量。将海带洗净，切片，与决明子一起入锅，加入适量清水，大火煎煮。水沸后改用小火慢煮，煮至海带软烂加入盐调味即可。

【专家说】海带中钙含量极其丰富，能够有效地降低人体对胆固醇的吸收，降低血压与血糖，积极地预防并改善糖尿病并发高血压。

● 实用便利贴

海带不容易煮软，煮海带的时候可以加少许碱、小苏打，或者倒入几滴醋，可以很快把海带煮得柔软可口，还有利于人体对碘的吸收。

🖥 其他降糖明星及美味

1 　　紫菜中含有丰富的紫菜多糖，能显著地降低血糖。需要注意的是，紫菜性寒，消化功能不好的人最好少吃一些，以免导致腹泻不适。

★ 健康美食——紫菜瘦肉汤

[材料] 猪瘦肉 200 克，紫菜 10 克。

[调料] 葱花 5 克，盐 3 克。

[做法]

❶ 将紫菜浸泡，洗净，撕小片；猪瘦肉洗净，切片，入沸水中汆烫，沥水。

❷ 热锅，倒入适量清水，放入瘦肉片、紫菜片，调入盐，撒上葱花即可。

　　【专家说】猪肉在沸水中汆烫，主要是为了去除油脂，降低热量。

2 　　泥鳅含有不饱和脂肪酸，有较强的抗氧化性，能够保护胰岛 β 细胞。另外，泥鳅还可改善多饮、皮肤瘙痒等糖尿病症状。

★ 健康美食——泥鳅炖豆腐

[材料] 泥鳅 250 克，豆腐 150 克。

[调料] 盐 3 克，葱段、姜片各 5 克，植物油适量。

[做法]

❶ 泥鳅处理干净，切段；豆腐洗净，切块。

❷ 热油，加入适量清水，放入泥鳅段、豆腐块、葱段、姜片，小火煮至汤色发白，加入盐调味即可。

3 　　扇贝中含有丰富的硒元素，对胰岛素的合成、分泌、贮存、活性都有好处，甚至能够增强胰岛素的敏感性，积极地调节糖代谢。

★ 健康美食——小西红柿炒扇贝

[材料] 扇贝肉 240 克，小西红柿 150 克。

[调料] 盐 3 克，香葱段、蒜末各 5 克，料酒、植物油各适量。

[做法] 扇贝肉洗净，用盐及料酒腌制 5 分钟左右，洗净；小西红柿洗净，一分为二。热油烧至三成热，爆香葱段，放入扇贝肉、小西红柿翻炒，加盐调味，撒蒜末即可。

第十一，科学吃肉，不必天天吃素

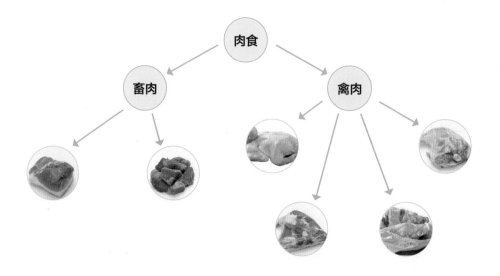

【降糖词条】提高免疫力、增强胰岛素功能。
【适宜人群】糖尿病患者、营养缺乏者。
【禁忌人群】肥胖者、高脂血症患者。

🍴 肉食这样吃，不必天天吃素

  动物性食物是优质蛋白、脂类、脂溶性维生素、B族维生素、矿物质的良好来源，即便是糖尿病患者，也不能长期全素食而不吃肉，尤其是高龄老年人，蛋白质供应必须充足，否则容易出现营养不良，身体会更加虚弱。

  ★多吃瘦肉，少吃肥肉。在畜禽肉中，热量最低的是鸡胸肉，而鸡翅膀的肉则有很高的热量。牛肉与猪肉脂肪含量较少的部位在于大腿肉等。

  ★多吃白肉，少吃红肉。畜肉通常被称为"红肉"，脂肪含量往往较高，饱和脂肪酸的比例也较高，应该少吃。鱼类、禽类则被称为"白肉"，脂肪含量相对低，不饱和脂肪酸的含量较高，适宜多吃些。关于鱼类，我们已经在前面详细介绍过，这里不再赘述。

  ★少吃动物内脏。动物内脏中胆固醇含量普遍偏高，糖尿病患者最好少吃或不吃。

  ★羊肉比较燥热，糖尿病患者尽量少吃。

降糖美味：鸡肉蔬菜卷饼

材料 薄饼2张，鸡胸肉80克，生菜、黄瓜、西红柿各30克。

调料 孜然粉5克，盐3克，淀粉、植物油各适量。

做法

❶ 鸡胸肉切成条，放入小盆里，加少许盐、水和淀粉拌匀，腌制15分钟左右；黄瓜洗净，切成长条。

❷ 生菜清洗干净，竖切成条；西红柿洗干净，切条。

❸ 锅里放少许油，小火加热至微微冒烟，下孜然粉、盐稍微炒一下，闻到香味时放腌制好的鸡肉条，然后快速翻炒至鸡肉熟透。

❹ 薄饼放入微波炉，选中火加热30秒钟。

❺ 薄饼加热后，取出，在干净的案板上摊开，依次放上鸡肉条、西红柿条、生菜条、黄瓜条，根据个人口味撒上孜然粉、盐，把饼沿着一个方向卷起来。

食用 佐餐食用，每日1次，分服。

【专家说】鸡胸肉放进冰箱里冷冻30分钟左右，按一下觉得有些硬但又没有冻住，这时的鸡胸肉很好切。

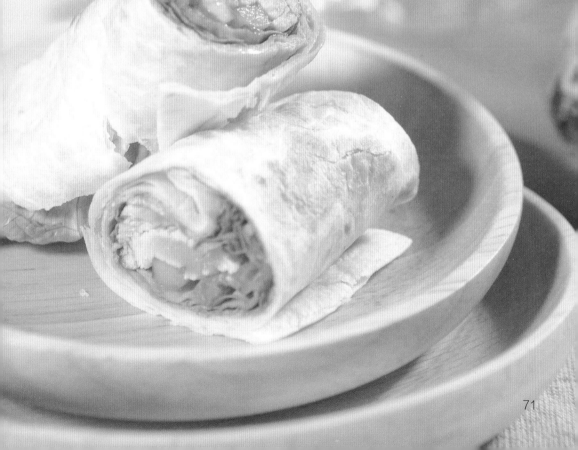

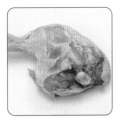

鸡肉中含有多种氨基酸，其中鸡胸肉的热量相对更低，而且去皮后的鸡肉胆固醇和脂肪含量也会降低一些，比较适合糖尿病患者食用。因为鸡肉中所含的维生素E、维生素B_2、烟酸、磷、铁、钠、钾等营养成分可促进胰岛素的分泌，加强胰岛素的作用，达到降低血糖的作用。

◆生糖指数：45 （低□ 中☑ 高□）

◆热量：鸡胸肉133千卡，鸡腿181千卡，鸡翅194千卡

◆推荐用量：每餐以 50～80 克为宜

◆降糖关键营养素：维生素 B_2、维生素 E

|变|着|花|样|随|心|吃|

鸡肉白凤尾菇汤：母鸡1只，白凤尾菇50克，料酒、葱段、盐、姜片各适量。鸡宰杀后，去毛，去内脏，洗净。锅内添入清水，加入姜片煮沸，放入已经处理好的鸡，加入料酒、葱段，用小火炖煮至烂，放入白凤尾菇，加盐调味后煮沸3分钟即可起锅。

【专家说】鸡肉最好用砂锅炖煮，不要用高压锅，这样才能最大限度地释放营养成分，使菜品更加鲜美，哪怕少盐也不会影响口感。

参归枣鸡汤：党参、当归各15克，红枣8枚，鸡腿1只，盐3克。将鸡腿剁块，放入沸水中氽烫，捞起冲净。将鸡腿块、党参、当归、红枣一起入锅，加适量水，大火煮开后用小火继续煮30分钟，加盐调味即可。

【专家说】这道汤品可改善糖尿病引起的失眠、心烦、口干等不适。

黄芪鸡肉汤：去皮鸡肉300克，板栗50克，黄芪10克，盐适量。将鸡肉洗净，剁成块，入沸水中烫一下，用清水洗去血污；板栗用开水泡一下，去壳，去皮；黄芪洗净，与鸡肉块、板栗一起倒入炖锅内，加水盖过材料，开大火烧开后改用小火慢炖1小时左右，加入盐调味即可。

● 实用便利贴 ●

判断鸡肉熟不熟，一是看颜色，生的鸡肉呈淡黄色，熟鸡肉偏白色；二是看硬度，生鸡肉有些软，但用筷子扎不进去，熟鸡肉有些硬度，但肉质比较松，用铲子稍微用力一斩就能斩断。

🚋 其他降糖明星及美味

兔肉的脂肪与胆固醇含量很低，蛋白质含量较高，食用兔肉可以提供充足的优质蛋白质，补充因糖异生而消耗的蛋白质，还不会引起血糖升高。

★ 健康美食——绿豆芽炒兔肉

材料 兔肉100克，绿豆芽250克。

调料 生姜丝、蒜末各5克，香油2克，料酒15克，盐3克、植物油适量。

做法

❶ 绿豆芽洗净，沸水氽烫；兔肉洗净，切小块，用盐、料酒腌制一下，入水氽烫。

❷ 热锅，倒入植物油，下入生姜丝、绿豆芽翻炒，加入兔肉块翻炒片刻，调入盐，放入蒜末，淋入香油即可。

鸭肉相对于其他肉类，含有较多的B族维生素，能够补充2型糖尿病患者因胰岛素抵抗消耗的B族维生素，从而稳定血糖。

★ 健康美食——白菜鸭肉汤

材料 白菜250克，鸭胸肉100克。

调料 香葱花、姜片各5克，盐3克，胡椒粉少许，植物油适量。

做法

❶ 白菜洗干净，切丝；鸭胸肉洗净，去皮，切丝。

❷ 热锅，倒入油，爆香葱花、姜片，倒入鸭胸肉丝，炒至肉色变白，加入适量温水煮约15分钟，加入白菜丝煮熟，调入盐、胡椒粉即可。

鸽子肉能够提供优质蛋白质，有利于改善内分泌代谢紊乱，从而稳定血糖水平。

★ 健康美食——清蒸鸽子肉

材料 鸽子肉250克，枸杞子10克。

调料 葱段、姜片各10克，盐3克。

做法 将处理干净的鸽子肉放入沸水中氽烫，去除血水，再放入大碗内，加入葱段、姜片、盐、枸杞子及适量清水，上锅大火蒸1小时即可。

第十二，控制血糖，健康补水

糖尿病患者容易口干，喝水比较多，跑厕所排尿的次数也增多，甚是麻烦。于是，有些患者为了减少排尿次数，不得不控制饮水量。

但是限制饮水，容易加重糖尿病患者体内的燥热不适，甚至会引发更加严重的后果，比如酮症酸中毒或高渗性昏迷。其实，一般的糖尿病患者不需要刻意地限制饮水，除非是糖尿病并发严重的肾功能障碍者。

🤖 怎样喝水更健康

【喝什么水】温白开水、矿泉水均可，温度以 20 ~ 30℃为佳。

【喝水时间】

◎喝水时间没有严格规定，但不能等到口渴才去喝水，因为人一旦感到口渴，其实说明身体已经严重缺水了。

◎晚上睡前半小时之内不宜大量饮水，否则容易造成夜尿频多，影响睡眠，还容易引起水肿。

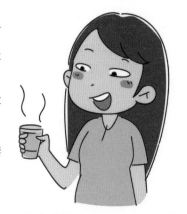

◎睡前 1 小时左右可以适当饮用温开水，临睡前再去厕所排空尿液，这样能够避免起夜上厕所，从而保障夜间的睡眠质量。

【饮水量】每日的饮水次数最好能够达 6 次以上，饮水总量以 2000 ~ 2500 毫升为宜。

🤖 哪些饮品可以代替白开水

选择合适的饮品来补水，也是可行的，只是我们需要参考它们的热量值。因为我们要把这些饮品的热量值也计入每日摄入的总热量之中，相应地减少其他食物的摄入量。

1杯果汁=120千卡（因水果品种不同，热量会有所不同）
1杯豆浆=31千卡
1杯茶=0千卡　　　　　　　　　1杯普通牛奶=132千卡
1杯清咖啡=0千卡　　　　　　　1杯脱脂牛奶=71千卡
1杯三合一咖啡=45千卡　　　　　1罐可乐=145千卡

🚃 喝点茶，降低血糖又补水

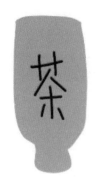

日常生活中适当喝点茶水，同样可以发挥降低血糖的功效。只是，并非所有茶对糖尿病患者都有益，我们一定要选对茶水。

【绿茶】绿茶叶中含有茶多糖等降血糖的成分。茶多糖主要由果胶、糖类、蛋白质等营养物质组成，其中多糖部分还包括了葡萄糖、半乳糖、阿拉伯糖、木糖、半乳葡聚糖等多种水溶性多糖，可以降低血糖和血脂。

【白茶】白茶具有促进胰岛素分泌，提高血糖代谢的能力。

【普洱茶】普洱茶具有降低血脂、减肥、降低血糖、抗氧化、调节免疫功能等多种保健作用，糖尿病、高血压患者以及肥胖者可多饮用一些普洱茶。

【桑叶茶】桑叶中富含氨基酸、食物纤维、维生素以及多种活性物质，均有利于降低血糖、血脂与血压等，尤其是桑叶中所含的生物碱以及桑叶多糖物质，可促进胰腺细胞分泌胰岛素，降低血糖。生物碱对糖类分解酶活性具有一定的抑制作用，小肠难以吸收双糖，餐后血糖便不会骤然升高；而桑叶多糖则会促进胰岛素的分泌，从而促进细胞对糖的利用，改善糖代谢，起到降糖功效。

|特|色|茶|饮|推|荐|

 ### 苦荞桑叶茶

苦荞麦、桑叶各 5 克。将二者一起入锅，倒入适量清水，大火煮沸后改用小火煎煮，煮至 1 碗茶水。

 ### 苦瓜荞麦茶

苦瓜 1 根，苦荞茶适量。将苦瓜切开，去除瓜瓤，装入苦荞茶，然后将苦瓜挂在通风处风干。将阴干的苦瓜洗净，连同苦荞茶切碎，混合均匀，取适量放入杯中，倒入沸水冲泡。

桑叶清新茶

干桑叶 15 克，大青叶 10 克。将二者分别洗净，倒入锅中，加入 800 毫升清水，大火煮沸后改用小火煎煮，煮至 400 毫升，去渣取汁。

第十三，健康调味，降低血糖

　　膳食清淡是降低血糖的关键。浓重的口味多半会促进胃口，吃得多，主食摄入容易过量，使热量超标，不利于糖尿病患者的血糖稳定。那么，糖尿病患者应该如何做到健康调味，少盐的同时又不缺美味呢？

🤖 减少膳食中的盐

　　盐、酱油、大酱、泡菜、海味及鱼肉腌制品……这些食材，大家并不陌生，多数比较咸，平时肯定要少用或少食。在菜品上最好不要浇淋酱油等，可以将酱油等单独倒在小碗内蘸着菜品吃，以便减少盐的过度摄入。

🤖 增加其他味道代替咸味

　　强制性地限制盐的摄入，会让很多菜食之无味，那么，这时我们应该如何弥补少盐的烦恼呢？弥补少盐的最好办法就是增加其他味道，比如酸味、鲜味等。

　　【用酸味代替咸味】酸味可以增加食物的香味与鲜味，而且如果在含有脂质较多的菜品中加入一点儿酸味，可使菜品爽口不腻，更容易进食。酸味与甜味不一样，不容易增加热量。

酸味食品有哪些

醋
【品种】苹果醋、黑醋、米醋、陈醋、香醋……
【用处】凉拌、炒菜，提鲜，使人胃口大开。

柑橘类水果
【品种】柠檬、橘子、青柠…… 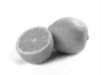
【用处】可以使用在中餐、西餐、日料等任何风味的菜肴中，属于万能的酸味调味品。

酸奶
【品种】酸奶
【用处】当作饭后甜点，也可以将酸奶用在菜肴中，比如用酸奶凉拌果蔬。

【巧妙利用食物的鲜味】巧用鲜味同样可以做成厚重的口感，比如鲣鱼片、海带、香菇等，都含有能够构成鲜味的营养成分。其中，富含蛋白质的食物之中往往鲜味成分比较丰富，还能减少热量与用盐量，对降低或稳定血糖均有益。

鲜味食材有哪些

鲣鱼片、干杂鱼

【鲜味成分】肌苷酸

【烹饪方法】鲣鱼片的背骨若是呈暗红色，多半会影响菜品的成色，最好还是切掉那部分。小杂鱼的头部与腹部最好也去除，因为会有苦味。

干香菇

【鲜味成分】鸟苷酸

【烹饪方法】将香菇浸泡在温水中，短时间内就会变软胀大，香味四溢，泡香菇的水味道也会很鲜美。

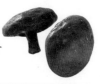

海带

【鲜味成分】谷氨酸

【烹饪方法】水煮海带，可以释放出鲜味。为了避免海藻类食物的腥味，可在水沸腾前就捞出来。

贝类

【鲜味成分】琥珀酸

【烹饪方法】贝类食物煮或炖过之后，琥珀酸比较容易释放出来，融合在水里，所以可以将煮过或炖过贝类的水做成汤。

🚌 不添加不必要的调味品

食材的挑选很重要，需要考虑热量的高低。然而，你是否忽略了调味品的热量值？无论生活中的你多么用心地选择低热量的食材，如果在烹饪时过度使用调味品，热量同样会有所增加。比如：白砂糖与甜料酒，含糖量偏高，过度使用不仅热量会增加，血糖也容易上升。蛋黄酱是用油制作而成的，脂质含量偏高，也是高热量调味品！酱油虽然热量不算高，但盐分较高，同样不可以大量使用。

第十四，什么糖要限制，什么糖可适当吃

糖，糖尿病患者的一个禁忌！然而，往后余生若是严重缺乏甜这种味道，岂不是太遗憾。吃糖，不是万万不可，而是应该根据具体病情来定夺。同吃水果一样的道理，血糖控制不错的人可以有节制地吃点糖，同时还要相应地减少主食摄入量。血糖控制不好的人或本身就是糖尿病患者，吃糖则需要严格限制，甚至在选择调味品时都得留心。

🚇 哪些糖需要控制

【蔗糖】

大多数人厨房里的调味品都有它，比如绵白糖、白砂糖、红糖、冰糖等，一点儿也不陌生吧！它们有一个共同的名称：蔗糖，属于双糖，人体分解吸收比较快，特别容易使血糖升高，糖尿病患者最好别吃。偏好甜味及血糖控制不佳者，可以适当用代糖食品来代替。

【蜂蜜】

蜂蜜的含糖量也很高，包括葡萄糖、蔗糖与果糖。其中，葡萄糖、蔗糖被人体吸收得比较快，对血糖影响比较大。但是，蜂蜜降火的作用比较显著，所以，血糖控制比较平稳时可以少量食用，同时相应减少主食的进食量。

选择蜂蜜时，最好是槐花蜜，所含果糖比例较高，对血糖的影响稍微小一些。

【糖果】

水果糖、奶糖、巧克力等都属于糖果家族的成员，含有蔗糖、麦芽糖等，同样容易被人体快速分解、吸收，生糖指数较高，应该控制食用。但是，因为降血糖的过程中往往容易产生低血糖不适，糖果又会成为一个不错的帮手，还得适量带一点儿在身上，以备不时之需。

🚇 哪些甜味剂适合你

甜味，如此美好的口感享受，在我们的生活中又怎么能少得了呢？对于需要控制血糖的糖尿病患者来说，甜味剂真是解了燃眉之急，以低热量或无热量成功地取代了糖，成为糖尿病患者的最佳选择。但是并非所有的甜味剂都适合糖尿病患者。

【不可放开吃的甜味剂】

木糖醇	果糖
甜度是蔗糖的一半，生糖指数是葡萄糖的 15%，在体内代谢过程中不需要胰岛素的参与。	甜度是蔗糖的 1.5 倍，生糖指数为葡萄糖的 30%，营养比较丰富。

◎以上这两种甜味剂，能提供热量，不能放开吃，需要控制进食量。否则，同样会影响血糖值。

◎这两种甜味剂吃多了，容易发生腹泻，如果你的肠胃本身就不太好，最好还是控制进食量吧。

【理想的甜味剂】

甜叶菊类	氨基酸糖或蛋白糖类	元贞糖
甜度比蔗糖高 300 倍，不提供热量，不含营养素，基本不会引起血糖的波动。	甜度是蔗糖的 200 倍，同等甜度下，产生的热量基本上可以忽略不计。	由蛋白糖、甜菊糖、罗汉果糖、甘草甜素等制作而成的蔗糖替代品，是"三高"患者的专用甜味剂，甜度高，无不良反应。

如何选择代糖食品

代糖食品就是让糖尿病患者食用的改善口味的辅助性食品，同样需要适当选择食用。

1. 主食类的代糖食品：比如代糖糕点等米面制品，食用时需要在每日食谱中适当减去代糖糕点所占的主食量。

2. 饮料类的代糖食品：代糖饮料热量较低，可适当饮用；纯果汁则最好在血糖控制平稳时少量饮用。

3. 奶制品的代糖食品：服用量和普通奶制品一样，每日摄入量占总热量的 10% ~ 15% 即可。

第十五，赶快减少食用油的用量吧

做菜时一般少不了放油这一步骤，主要是为了增加口感、提升食物味道、增强食欲，并防止食材与烹调器具发生粘连。食用油有不少好处，但是过多的使用食用油对健康无益。控制血糖，热量摄入不能超标，其中食用油的使用量需严格控制。

🖥 烹调方式与食用油的使用有一定关系

在制作食物时，烹调方式不同，用油量也不同。首先，我们来了解一下不同烹调方式使用食用油的情况。

烹调方式	是否使用食用油	加热特点
煎炸	是	通过油的高温给食材加热，水与油互换
炒		为了使食材不会相互粘连在一起，加热前需放一些油
烤	是	用平底锅等炊具时，需要放点油
煮	否	通过液体给食材加热，多余的油脂经蒸煮后渗入汤中
炖		
蒸		利用蒸汽给食材加热

🖥 油炸食品，怎么少用油

正常来说不建议糖尿病患者食用油炸食品，因为热量实在太高，不利于血糖控制。但是如果特别想吃，那就考虑一下这么做吧！

首先，食物油炸的时间越长，吸油更多，所以我们可以先将食物加热，然后下油锅炸，这样可以减少油炸的时间。其次，油炸时锅内的油不要太多，只要刚刚没过食材即可，将油炸变成半煎半烤，减少用油量。另外，还有一个不用油炸的方法，即将食材表面包裹一层少油的面衣，再烤着吃，热量会大幅度地降低。

油炸时，食物本身所含的水分与锅内的油实现了身份互换。也就是说，水分越多的食物越容易吸油，因为它需要更多的油来交换。比如，干面包渣与鲜面包渣比较，水分较多的鲜面包渣更容易吸油，建议还是用干面包渣吧！蔬菜的水分同样比较多，炸素食的含油量也相对较高一些。所以，如果你真想炸蔬菜吃，最好先在蔬菜外面裹上一层薄薄的水分较少的面衣。

以鳕鱼为例,我们来了解一下油炸食品的含水量与吸油率有什么样的关系吧!

油炸食品名称	面衣的材料	吸油率
香酥鳕鱼粉丝	小麦粉、蛋清、粉丝	35%
香煎鳕鱼	干面包粉	20%
鳕鱼天妇罗	小麦粉、鸡蛋、水	15%
油炸什锦鳕鱼饼	小麦粉、鸡蛋、黄油、水、盐	8%
香酥鳕鱼杏仁	小麦粉、蛋清、杏仁片	7%
干炸鳕鱼	淀粉	6%

面衣的含水量在下降

吸油率也在下降

🚇 炒菜时也能少用油

炒菜本来用油比较多,过多摄入油对健康有影响,所以我们同样也得试试少用油的方法。比如,烧菜时最好用不粘锅。如果使用铁锅,可以用厨房用纸等在锅表面薄薄地涂上一层油,避免粘锅,减少用油量。有些饭菜可以在出锅前添加几滴香油或橄榄油,提香的同时能够增进食欲。

🚇 食材的不同切法,吸油率也不一样

同样的食物,切得越细,接触油的表面会增加,吸油更多一些。所以,食材的切法不同,吸油率也是不一样的。下面我们以土豆为例,看看它的吸油率是否有变化。

食材切法	吸油率
细丝	20%
薄片	15%
粗条	5%
长方块	4%
瓣状	2%

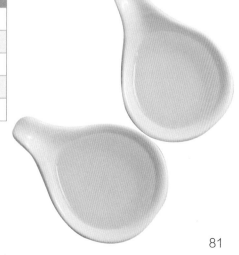

第十六，血糖高低与烹调方式有关

　　合理的烹调方式可以减少营养成分的损失，还尽可能不破坏食物原有的营养成分，促使维生素、蛋白质更好地被人体吸收，减少人体对脂肪的摄入等。一般来说，烹调方式越简单，调味料用得越少，口味越清淡，营养反而保留得更完整。其中，清蒸、快炒、凉拌、烫煮、炖煮等烹调方式更适合糖尿病患者。

🤖 不利于降糖的烹调方式

　　【烧烤】烤肉这种方式容易加重食物的燥热属性，正常人吃了以后都会感到口渴，糖尿病患者更容易口渴多饮，对健康不利。

　　【煎炸】煎炸时难免用油较多，也会增加食物的燥热属性，食用太多容易口渴难耐。如果是馒头、土豆等食物，煎炸之后会吸入大量油脂；而煎炸各种肉食时多半需要包裹一层面糊，容易使油脂、淀粉、热量都超标，血糖不降反升。

　　【红烧】红烧的菜色比较重、汤汁浓郁、味道浓香，含有大量的油脂、盐、糖分等，为了保证菜品颜色好看，多半还有"炒糖色"这一步骤，就是要把白糖炒成棕红色，这对糖尿病患者来说，容易造成血糖异常波动。

　　【腌制】腌制食品，比如泡菜、腌肉、咸鱼等，可以长时间地保存。只是，这类食物的制作过程中少不了糖或盐这些调料，多半会使这类食物高糖、高盐，不适合糖尿病与高血压患者多吃。

　　【勾芡】日常生活中，勾芡多半是为了使整个菜品看起来更亮，汤汁更浓。但因为勾芡需要使用淀粉，容易增加糖分的摄入，所以这种烹调方式同样不太适合糖尿病患者。

　　【用沙拉酱拌蔬果】沙拉酱多用在西餐凉拌菜之中，然而沙拉酱含有大量的黄油、胆固醇等，热量太高了，不利于糖尿病患者降血糖。

　　【放太多辣椒】辣椒、胡椒、花椒、芥末等辛辣刺激的调味料不宜放太多，容易引发身体燥热，加重糖尿病患者口干、口渴等不适。

🤖 去除油脂，降低热量

　　肉类主要营养成分是蛋白质与脂肪，其中含有大量的饱和脂肪酸，吃多了容易使血液中的胆固醇与甘油三酯增高。而且，肉类脂肪较多，热量较高，吃多了容易使血糖骤升。鱼类与一些植物性食物则富含不饱和脂肪酸，摄取过多同样会导致热量超标。

为了减少食物中脂肪的含量,烹调前应先剔除肥肉,甚至可以去除富含脂质的皮,比如鸡皮就可以先剔除。在烹调方式上也可以想尽办法减少热量。

烹饪前,先入热水中稍微烫一下肉类,它的部分油脂会溶化在水中。

不容易剔除的脂肪,可以通过水煮的方式来减少油脂。

🚋 各种营养素的烹调要点

为了控制血糖,首先要尽量减少高热量食物的食用,其次要选择健康的烹调方式,并牢记一些烹调技巧,保证营养素的完整性,更好地控制热量的摄入。

营养素	特点	烹调要点
糖类	1克糖类大约可以产生4千卡热量,富含淀粉的食物中糖类含量较高	大米、薯类食物中所含的淀粉如果生吃的话,难以消化,最好加热后再食用
脂肪	1克脂肪大约可以产生9千卡热量	经过炖煮,容易去除部分多余的脂肪,从而减少热量
蛋白质	1克蛋白质大约可以产生4千卡热量	蛋白质在大火中若是不慎烧焦了,容易产生致癌物质,所以火候一定要掌握好
水溶性维生素	不会轻易转化为热量,主要包括B族维生素与维生素C	水溶性物质容易在炖煮过程中流失,也就是说它们大多不耐热,生吃更好
脂溶性维生素	不会轻易转化为热量,主要包括维生素A、维生素D、维生素E、维生素K	脂溶性维生素最好与含脂质的食物一起烹调,能够促进这类维生素的吸收与利用
矿物质	不会轻易转化为热量,主要包括钙、钾、钠、铁等	某些矿物质同样具有水溶性,炖煮的时间同样不宜过长

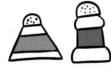 

第十七，灵活加餐，消除饥饿感

生活中，不少糖尿病患者会有这样的认知：身体感到明显饥饿时，首先想到的是发生了低血糖，然后开始食用各种甜食。事实上，饥饿并非就是低血糖引起的，高血糖同样也会使患者产生饥饿感。

🖭 饥饿感是如何产生的

正常人在进食后血糖都会升高，血糖刺激了负责饥饱的感觉器官下丘脑，就会使人产生吃饱了的感觉。当人体发生低血糖时，下丘脑就得不到足够的糖供应，自然产生饥饿感。

但是还有一种可能，血糖太高也会引起饥饿感。糖尿病患者因为胰岛素缺乏或胰岛素抵抗，血糖便不能正常进入细胞内，血糖虽然升高了，但细胞内仍然是缺乏糖的，由此出现"细胞饥饿"，也就产生了饥饿感。

因此，当你出现了饥饿感，最好先检测血糖，判断一下血糖的高低情况，再正确地选择进食与否。

🖭 正确加餐，消除饥饿感

糖尿病患者一次进餐不宜过多、过饱，否则很容易使餐后血糖快速升高，引起血糖大幅度波动。所以，糖尿病患者最好少吃多餐，每餐七八分饱。

一日三餐摄入不够，两餐之间就容易产生饥饿感，此时需要适度加餐，既减少了正餐的摄入量，使餐后血糖更加平稳，又能防止低血糖的出现。特别是经常发生低血糖不适的患者以及注射胰岛素的患者，合适的加餐能够使病情稳定。

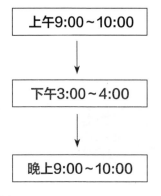

上午9:00~10:00
↓
下午3:00~4:00
↓
晚上9:00~10:00

如果你有以下特殊情况，最好能提前加餐，以防低血糖的发生。

◎体力活动增加。

◎需要进行高强度活动。

◎远距离乘车。

◎参加使人过度兴奋或过度悲伤的活动。

◎加班。

加餐的时间最好能够固定下来，如果是注射中效胰岛素的糖尿病患者，最关键的一次加餐应该在下午 3:00 ~ 4:00。

外出时随身携带点心、糖果，对于糖尿病患者来说，也是一种应急的加餐方式，可以预防低血糖，是一种不错的自我保护措施。

【加餐怎么吃好】

上午、下午加餐	晚上加餐
交换份：0.5 个	交换份：1 ~ 2 个
100 克水果：1 个苹果、2 块西瓜等。	25 克主食：1 个小花卷或小馒头、1 片面包、3 块饼干等。

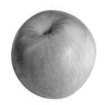

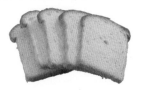

250 克蔬菜：低糖、富含水分的蔬菜最合适哦！1 根黄瓜、1 ~ 2 个西红柿等。

1 杯牛奶：牛奶或酸奶都可以，高蛋白食物，加餐时服用，可延缓葡萄糖的吸收，防止夜间低血糖。

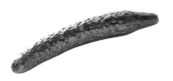

温馨提示：水果、蔬菜比较凉，不适合晚上食用，白天吃比较合适。

温馨提示：牛奶搭配主食，最适宜晚上加餐，能促进睡眠。

加餐所吃的食物同样含有热量，需要一并计入全天摄入的总热量之中。如果加餐为 1 个交换份，就需要从上一餐减去 1 个交换份的食物量。换句话说，加餐其实不是额外加进去的一餐，而是从上一个正餐里匀出来的。

血糖极其不稳定的患者需要格外注意加餐，一般加餐应以富含糖类的主食为主，同时减少正餐时的主食量。

加餐时，最好不要随意吃零食或小吃，比如花生、瓜子等休闲食品，因为这类零食的油脂与热量都比较高，任意食用的话容易导致总热量超标，不利于血糖的稳定与控制。实在忍不住想吃，一定要控制进食量，最多只能吃手心里的一小把。

第十八，外出就餐应该怎么吃

糖尿病患者要严格控制饮食，一般在家时控制饮食还是比较容易的，但在外就餐或亲友聚餐时，面对一桌的美食，"管住嘴"就没那么容易了吧！当然，也不用刻意地躲着美食，不敢下筷，那岂不是失去了太多生活乐趣？吃得好不如吃得巧，掌握外出就餐的一些基本原则，同样可以享受到无尽的外面美食。

🚋 在外就餐时，掌控热量是关键

在外就餐，范围很广，从冰激凌店到各种西餐厅，甚至各色中餐馆……在外就餐的食物主要有以下几个特点：

★口味重（多盐、多糖）———→ 热量及盐分摄入过多

★油炸食物含油量过大 ———→ 热量摄入容易超标

★主食量过大 ———→ 热量摄入容易过量

★营养不均衡 ———→ 蛋白质与维生素摄入容易不足

当然，即便是同一道菜，不同的店做出来的菜所含的热量也会有所不同，具体菜品的热量值还得根据具体情况详细计算得出。我们外出就餐时，也就只是大概知道一下它的热量值而已。

🚋 怎么吃更好些

1. 如果明显感觉到这道菜的热量比较高，不妨剩下一些，不要全部吃光，这样也可以适当控制热量。

2. 如果觉得主食量过大，也可以少吃一些，甚至可以只要半份主食。

3. 若是担心蔬菜摄入不足，可以适当地加一个汤，适量补充点蔬菜。甚至可以在其他时间通过加餐的方式调整一下蔬果的摄入，达到营养均衡。

4. 若是油炸食物，最好把表皮去掉，可以减少脂肪与热量的摄入。

5. 甜点等糖含量过高的食物，还是尽量别吃。

温馨提示：外出就餐时，菜品较多，上菜与就餐时间较长。一旦等餐时间太久，热菜与主食迟迟没有上桌，如果你已经口服降糖药，为了避免发生低血糖不适，尤其是餐前已经用过药物时，最好先给自己来一份主食。不管吃什么，都要注意细嚼慢咽，可以延缓餐后血糖上升的速度。

第十九，特殊人群专属降糖膳食安排

为满足某些特殊人群的生理需求、具体病症的实际情况以及特定的营养需要，在膳食上会有一些特殊的安排或针对性的调整。针对糖尿病特殊人群，安排专属的特定膳食，可以强化他们的营养，减少他们的代谢负担，调节他们的生理机能，更好地稳定他们的血糖。

老年糖尿病患者这么吃

热量计算公式：

全天总热量 = 标准体重（千克）× 每日每千克标准体重所需的热量（千卡）

注：正常情况下，老年人每日每千克标准体重所需的热量大约是 20 ～ 25 千卡。

合理安排膳食：

★谷类、蔬菜、水果、畜肉、禽肉、鱼、蛋、乳制品、豆类、油脂等食物每天都要保证一定量的摄入，忌偏向其中的任何一种。

★限制摄入脂肪，适量摄入优质蛋白，比如牛瘦肉、猪瘦肉、淡水鱼、海产品、去皮禽肉、兔肉等。

★多吃高膳食纤维的食物，比如粗粮、新鲜蔬菜等，延缓食物在胃肠道内的消化吸收，控制餐后血糖上升幅度，改善葡萄糖耐量。

★减少盐的摄入，每日盐的摄入量不超过 4 克。

★坚持少量多餐，定时、定量、定餐，避免吃得太多增加胰岛负担，导致血糖上升太快，也可避免进食间隔太长而发生低血糖不适。

★食物尽量加工得软烂一些，食物的感官尽量符合老年人的喜好，刺激他们的食欲。

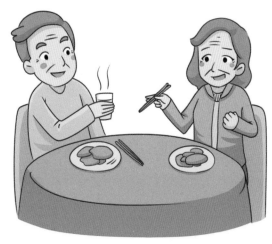

🤖 儿童糖尿病患者这么吃

> **热量计算公式：**
>
> 全天总热量（千卡）＝年龄 × 系数 +1000

系数一般是 70 ～ 100，决定系数的因素如下：身体较胖的儿童给予的热量稍微少一些；活动量较大的儿童应该适当增加热量的摄入；年龄越小，系数越大，具体系数可以参考下面的表格。

年龄	系数
3周岁以下	95～100
3～4周岁	90～95
5～6周岁	85～90

年龄	系数
7～10周岁	80～85
10周岁以上	70～80

合理安排膳食：

★蛋白质的摄入要充足。以每天每千克体重摄入 2 ～ 3 克蛋白质为标准，主要来源于牛奶、鸡蛋、瘦肉、鱼类、豆类等。

★不必过分限制糖类的摄入，但要限制单糖与双糖的摄入。

★脂肪摄入也不能太多，最多不能超过总热量的 35%。

★可适当摄入粗粮。

★蔬菜的选择也得保证含糖量较少，比如黄瓜、菠菜、白菜、萝卜等。

★适当增加玉米、海带、豆腐皮等富含膳食纤维的食物，烹饪方式最好多样化一些，关注孩子进食的喜好。

【特别提示】对孩子进食的要求不必过于严苛，毕竟孩子的生活需要色彩，什么都可以让他尝一尝，只要确保总热量不超过可控数值即可。

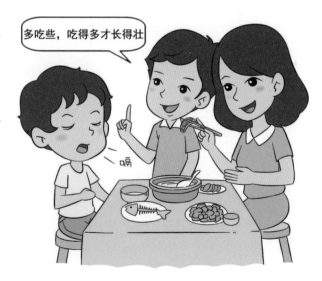

🚇 妊娠糖尿病患者这么吃

热量计算公式：

全天总热量 ＝ 标准体重 × 每日每千克标准体重需要的热量

注：关于每日每千克标准体重需要的热量，孕早期的三个月为 20 ~ 25 千卡，孕中晚期则为 30 ~ 35 千卡。

这么安排膳食：

★每日蛋白质的摄入量以每千克体重 1.5 ~ 2.0 克为宜，最好多吃些富含优质蛋白的动物性食物。

★每天摄入脂肪的量以每千克体重不宜超过 1 克。

★巧克力、糕点、蜂蜜等含糖量高的食物尽量避免食用。

★少喝咖啡、浓茶及苏打水、酒精饮料等。

★少量多餐，每日可吃 6 次左右，睡前也可以少量加餐。

★经常食用绿叶蔬菜、豆类等富含叶酸且对血糖影响较小的食物。

★每天保证摄入标准量的钙，其中牛奶最好。

★早餐食用的淀粉含量尽量少一些，熬煮时间过长或过细的粥最好也少喝。

★尽量选择膳食纤维含量较高的主食，可以用糙米或五谷饭取代白米饭，用全谷类面包代替馒头、花卷等。

★每天补充 28 毫克左右的铁，适当吃一些瘦肉等富含铁的食物。

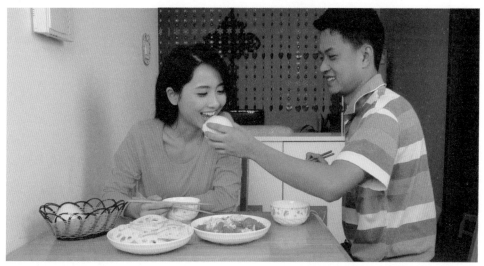

第二十，为你配制一周不同热量的带量食谱

🚇 1200~1300千卡一周食谱推荐

周一

★早餐：花卷（面粉）50克，牛奶250毫升，菠菜炒鸡蛋（菠菜100克、鸡蛋1个、植物油4克）。

★午餐：米饭（大米）50克，白菜烧虾（白菜200克、大虾80克、植物油4克）。

★晚餐：绿豆粥（大米30克、绿豆20克），炒双笋（春笋、莴笋各50克、植物油4克），土豆烧牛肉（土豆150克、牛肉50克、植物油3克）。

★睡前加餐：橙子200克。

周二

★早餐：烧饼（面粉）50克，豆浆250毫升，煮鸡蛋1个，生的西红柿100克。

★午餐：米饭（大米）50克，茭白烧肉（茭白200克、瘦肉25克、蒜50克、植物油4克）。

★晚餐：馒头（面粉）50克，苦瓜烧肉（苦瓜200克、瘦肉40克、豆腐皮10克、黑木耳10克、植物油4克）。

★睡前加餐：苹果200克。

周三

★早餐：饺子（面粉50克、茴香100克、鸡蛋1个、香油4克），牛奶250毫升。

★午餐：米饭（大米）50克，炒韭菜（韭菜200克、植物油3克），卤鸡腿（鸡腿50克）。

★晚餐：花卷（面粉）50克，圆白菜炒豆干（圆白菜200克、豆腐干50克、植物油4克），烧鸭块（鸭肉、胡萝卜各50克，黑木耳10克，植物油4克）。

★睡前加餐：梨200克。

周四

★早餐：咸面包（面粉）50克，豆浆250毫升，咸鸭蛋1个，拍黄瓜（黄瓜100克、香油3克）。

★午餐：馒头（面粉）50克，炖鲫鱼（鲫鱼100克、植物油4克），炒菜花（菜花150克、胡萝卜100克、洋葱50克、黑木耳10克、植物油4克）。

★晚餐：小米饭（大米30克、小米20克），酸辣海带（水发海带200克、香油3克），茄子肉片（茄子250克、瘦肉50克、植物油4克）。

★睡前加餐：猕猴桃200克。

周五	★早餐：红豆粥（大米50克、红豆10克），牛奶250毫升，炒油菜（油菜50克、植物油2克）。 ★午餐：米饭（大米50克），葫芦烧笋干（葫芦200克、笋干10克、植物油2克），白萝卜烧肉（白萝卜150克、瘦肉50克、植物油3克）。 ★晚餐：花卷（面粉50克），清炒茼蒿（茼蒿150克、油2克），炒鱼片（草鱼40克、青椒50克、植物油3克），鸭血豆腐汤（鸭血、豆腐各20克、香油2克）。 ★睡前加餐：新鲜西红柿150克。
周六	★早餐：豆浆400毫升，馒头片75克，煮鹌鹑蛋（带壳）30克，炒芥蓝（芥蓝100克、油3克）。 ★午餐：米饭（大米50克），菠菜肉丸汤（菠菜150克、鸡肉丸50克、香油3克），丝瓜烧西红柿（丝瓜150克、西红柿50克、植物油3克）。 ★下午加餐：葡萄200克。 ★晚餐：小窝头（25克），燕麦粥（燕麦加大米共25克），蘑菇烧肉（鲜蘑150克、瘦肉25克、植物油4克），烧菜花（菜花90克、豆腐干适量、植物油4克）。 ★睡前加餐：苏打饼干2块。
周日	★早餐：牛奶燕麦粥（牛奶250克、燕麦片25克），全麦面包35克，拌豆芽（绿豆芽100克、香油3克）。 ★午餐：花卷（面粉75克），青椒炒鸡蛋（青椒150克、鸡蛋1个、植物油3克），虾仁油菜（虾仁50克、油菜100克、植物油3克）。 ★晚餐：米饭（大米50克），芹菜炒肉（芹菜150克、瘦肉50克、植物油3克），素炒什锦（苦瓜、洋葱、胡萝卜各50克，植物油3克）。

🤖 1400~1500千卡一周食谱推荐

周一	★早餐：豆浆300毫升，烙饼（面粉50克），西红柿炒鸡蛋（西红柿100克、鸡蛋1个、植物油4克）。 ★午餐：米饭（大米50克），葱烧鳝鱼（葱30克、鳝鱼100克、植物油4克），菠菜汤（菠菜250克、植物油3克）。 ★晚餐：花卷（面粉50克），烧牛肉（牛肉100克、植物油4克），拌白菜心（白菜心250克、香油4克）。

周二

★早餐：面汤（挂面25克、鸡蛋1个、小白菜100克、紫菜3克、香油2克），咸面包（面粉50克）。

★午餐：米饭（大米100克），鲜蘑炒肉（鲜蘑菇100克、猪瘦肉50克），凉拌芹菜（芹菜100克、香油2克）。

★下午加餐：苹果100克。

★晚餐：窝头（面粉50克、玉米面25克），芹菜鸡片（芹菜100克、鸡胸肉50克、植物油4克），炝炒扁豆（扁豆100克、香油4克）。

周三

★早餐：麻酱烧饼（面粉50克、麻酱5克），韭菜炒鸡蛋（韭菜150克、鸡蛋1个、植物油4克）。

★午餐：薏米饭（大米75克、薏米25克），红烧黄鱼（大黄鱼100克、植物油4克），炝炒圆白菜（圆白菜250克、植物油3克）。

★晚餐：花卷（面粉75克），红烧虾（青虾75克、植物油3克），蒜香空心菜（空心菜250克、植物油3克、蒜2克）。

周四

★早餐：牛奶250毫升，无糖蛋糕70克（熟的重量），拌什锦（菜花30克、黄瓜50克、小西红柿25克、香油3克）。

★午餐：荞麦饭（大米75克、荞麦25克），鲫鱼汤（鲫鱼100克、香油3克），蒜香油菜（油菜250克、植物油3克、蒜2克）。

★下午加餐：苏打饼干12克。

★晚餐：花卷（面粉75克），素炒三丝（青椒、青笋、豆腐干各50克），紫菜海米汤（紫菜20克、海米10克）。

周五

★早餐：豆浆200毫升，蒸饺（面粉50克、鸡蛋1个、茴香100克、香油3克），凉拌海带（水发海带100克、香油3克）。

★午餐：馒头（面粉100克），胡萝卜烧鸡块（胡萝卜50克、鸡腿100克、植物油4克），韭菜炒绿豆芽（绿豆芽150克、韭菜50克、植物油3克）。

★晚餐：米饭（大米75克），豆苗炒鸡蛋（豌豆苗150克、鸡蛋1个、植物油5克），烧豆腐干（尖椒100克、豆腐干150克、植物油3克）。

周六

★早餐：豆腐脑300克，烧饼（面粉50克），洋葱拌生菜（生菜100克、洋葱25克、香油3克）。

★午餐：燕麦饭（大米75克、燕麦25克），小白菜肉丸汤（小白菜100克、猪瘦肉75克、香油3克），丝瓜茄子（去皮丝瓜150克、茄子100克、植物油3克）。

★晚餐：花卷（面粉75克），冬笋烧肉（冬笋150克、猪瘦肉50克、植物油3克），素炒芥蓝（芥蓝150克、植物油3克）。

周日

★早餐：鲜牛奶250毫升，烙饼（面粉25克），白菜炒鸡蛋（白菜50克、鸡蛋1个）。

★午餐：米饭（大米75克），炒蒜薹（蒜薹100克、猪瘦肉25克、香油4克），凉拌豇豆豆干（豇豆150克、豆腐干50克、香油3克）。

★晚餐：馒头（面粉75克），菜花烧鸡肉（菜花150克、鸡胸肉50克、植物油4克），炒苦瓜（苦瓜150克、植物油4克）。

🍱 1600～1700千卡一周食谱推荐

周一

★早餐：豆浆250毫升，蒸饺（面粉75克、瘦猪肉50克、芹菜100克、香油3克）。

★上午加餐：梨200克。

★午餐：荞麦饭（大米75克、荞麦25克），鲫鱼汤（鲫鱼100克、香油3克），素炒油菜（油菜250克、植物油3克）。

★晚餐：馒头（面粉75克），小白菜豆腐汤（小白菜100克、豆腐50克、香油3克），烧茄子（茄子200克、青椒50克、猪瘦肉25克、植物油5克）。

周二

★早餐：豆腐脑200克，包子（面粉75克、鸡蛋1个、白菜150克、香油3克）。

★上午加餐：橙子200克。

★午餐：燕麦饭（大米75克、燕麦25克），红烧草鱼（草鱼100克、植物油4克），炒韭菜（韭菜100克、植物油3克）。

★晚餐：过水面（龙须挂面75克），豆角烧肉（豆角150克、猪瘦肉50克、植物油4克），拌茄子（茄子200克、香油3克）。

周三

★早餐：奶香麦片粥（牛奶250毫升、燕麦片25克），馒头片35克（熟的重量），茶叶鸡蛋1个。

★午餐：米饭（大米100克），鲫鱼冬瓜汤（鲫鱼100克、冬瓜150克、植物油4克），烧油菜（油菜50克、虾皮10克、植物油3克）。

★下午加餐：苹果1个。

★晚餐：窝窝头（面粉50克、玉米面25克），芹菜鸡肉（芹菜100克、鸡胸肉50克、植物油4克），炝炒扁豆丝（扁豆100克、香油4克）。

周四	★早餐：无糖酸奶 125 克，咸面包 100 克（熟的重量），苦瓜炒鸡蛋（苦瓜 150 克、鸡蛋 1 个、植物油 3 克）。 ★上午加餐：苹果 200 个。 ★午餐：糙米饭（大米 75 克、糙米 25 克），鲫鱼汤（鲫鱼 100 克、植物油 4 克），炝炒菜花（菜花 250 克、植物油 4 克）。 ★晚餐：烧饼（面粉 100 克），冬笋烧肉（冬笋 100 克、猪瘦肉 50 克、植物油 4 克），炒蒜苗（蒜苗 150 克、植物油 3 克）。 ★睡前加餐：牛奶 100 毫升。
周五	★早餐：牛奶 150 毫升，咸面包（面粉 75 克），黄瓜拌香肠（黄瓜 150 克、香肠 30 克、香油 3 克）。 ★上午加餐：鸡蛋 1 个。 ★午餐：花卷（面粉 75 克），莴笋拌海蜇（莴笋 150 克、海蜇皮 100 克、香油 4 克），圆白菜烧肉（圆白菜 100 克、猪瘦肉 25 克、鲜香菇 50 克、植物油 4 克）。 ★晚餐：红豆饭（大米 75 克、红豆 25 克），香菇烧肉（鲜香菇 25 克、猪瘦肉 50 克、胡萝卜 25 克、植物油 4 克），手撕圆白菜（圆白菜 300 克，植物油 3 克）。
周六	★早餐：鲜豆浆 250 毫升，馒头片（面粉 25 克），拌扁豆（扁豆 50 克、香油 3 克），水煮鸡蛋 1 个。 ★午餐：窝窝头 75 克，黑米粥（大米 40 克、黑米 10 克），西葫芦烧肉（西葫芦 200 克、猪瘦肉 50 克、植物油 3 克），韭菜烧豆腐（韭菜 100 克、豆腐 25 克、植物油 3 克）。 ★晚餐：米饭（大米 100 克），凉拌洋葱（洋葱 150 克、香油 3 克），烧白菜（白菜 150 克、豆腐干 75 克）。
周日	★早餐：牛奶 250 毫升，低糖蛋糕（面粉 25 克、鸡蛋 2 个、植物油适量）。 ★午餐：米饭（大米 100 克），青椒烧肉（青椒 100 克、鸡肉 50 克、植物油 3 克），黄瓜拌黑木耳（黄瓜 150 克、干黑木耳 10 克、植物油 3 克）。 ★下午加餐：小西红柿 100 克。 ★晚餐：发面饼（面粉 100 克），苦瓜烧豆腐干（苦瓜 100 克、豆腐干 25 克、植物油 4 克），香菇芥蓝（鲜香菇 50 克、芥蓝 200 克、植物油 4 克）。

🚆 1800～1900千卡一周食谱推荐

周一

★早餐：牛奶200毫升，鸡蛋1个，咸面包100克（熟的重量），烧油菜（油菜50克、香菇10克、植物油3克）。

★午餐：米饭260克（熟的重量），韭菜炒鱿鱼（韭菜200克、水发鱿鱼丝100克、植物油3克），黄瓜拌白萝卜（黄瓜150克、白萝卜50克、香油3克）。

★晚餐：小窝头（面粉75克、玉米面25克），豇豆烧肉（猪瘦肉25克、豇豆200克、植物油5克），萝卜鲫鱼汤（白萝卜150克、鲫鱼100克、香油4克）。

周二

★早餐：牛奶20毫升，煮鹌鹑蛋3个，蒸红薯胡萝卜（红薯、胡萝卜各100克）。

★上午加餐：低糖蛋糕25克（熟的重量）。

★午餐：烙饼（面粉100克），青椒炒肉（青椒150克、猪瘦肉50克、植物油4克），西红柿紫菜汤（西红柿50克、紫菜2克、香油4克）。

★晚餐：米饭（大米100克），扁豆烧肉（扁豆100克、鸡肉50克、植物油4克），香菇油菜（鲜香菇50克、油菜150克、植物油4克）。

周三

★早餐：牛奶125毫升，小窝头（面粉50克、玉米面25克），鸡蛋拌芹菜（鸡蛋1个、芹菜150克、香油4克）。

★上午加餐：梨200克。

★午餐：米饭（大米100克），鲫鱼冬瓜汤（鲫鱼100克、冬瓜150克、植物油4克），烧白菜（白菜50克、虾皮10克、植物油3克）。

★晚餐：发面饼（面粉100克），韭菜烧肉（韭菜150克、猪瘦肉30克、植物油4克），豆芽炒豆腐皮（豆腐皮50克、绿豆芽150克、植物油4克）。

周四

★早餐：汤面（挂面25克、猪瘦肉30克、鸡蛋1个、西红柿150克、紫菜3克、香油4克），烧饼（面粉50克）。

★午餐：米饭（大米100克），菠菜汤（菠菜100克、猪瘦肉50克、鲜蘑菇40克、植物油5克），芹菜拌大豆（芹菜150克、干大豆12克、植物油5克）。

★晚餐：蒸饺（面粉100克、猪瘦肉50克、香油3克），茼蒿豆腐汤（茼蒿100克、南豆腐150克、海米5克、香油3克），拌海带（水发海带100克、胡萝卜丝25克、香油3克）。

95

周五

★早餐: 鲜牛奶250毫升, 发糕(面粉50克), 蛋香萝卜丝(白萝卜100克、鸡蛋1个, 植物油4克)。

★午餐: 荞麦饭(大米75克、荞麦25克), 芹菜烧牛肉(芹菜150克、牛肉50克、植物油5克), 香菇烧黄瓜(香菇50克、黄瓜150克、植物油3克)。

★晚餐: 花卷(面粉100克), 茭白烧肉(茭白150克、猪瘦肉25克、植物油4克), 烧圆白菜(圆白菜150克、豆腐皮50克、植物油4克)。

周六

★早餐: 豆浆200毫升, 无糖小蛋糕(面粉75克), 西葫芦炒鸡蛋(西葫芦150克、鸡蛋1个、植物油3克)。

★午餐: 米饭(大米125克), 土豆烧鸡块(土豆200克、鸡腿块100克、植物油4克), 清炒胡萝卜(胡萝卜50克、植物油4克)。

★晚餐: 发面饼(面粉100克), 红烧鲤鱼(鲤鱼中段100克、植物油5克), 炒苋菜(苋菜300克、植物油5克)。

周日

★早餐: 豆浆400毫升, 全麦面包140克(熟的重量), 煮鸡蛋1个, 炒南瓜(南瓜100克、香油3克)。

★午餐: 米饭(大米100克), 鲢鱼丝瓜汤(鲢鱼160克、丝瓜150克、植物油4克), 拌豆腐皮(豆腐皮100克、香油4克)。

★晚餐: 烧饼(面粉100克), 冬笋烧肉(冬笋100克、瘦猪肉50克、植物油4克), 烧胡萝卜(胡萝卜150克、植物油3克)。

★睡前加餐: 牛奶100毫升。

🚋 2000~2100千卡一周食谱推荐

周一

★早餐: 牛奶250毫升, 低糖发糕(面粉75克), 鹌鹑蛋6个, 凉拌黄瓜(黄瓜100克、香油4克)。

★午餐: 米饭(大米150克), 土豆烧牛肉(土豆100克、牛肉75克、植物油3克), 拌芹菜(芹菜50克、香油3克)。

★下午加餐: 苏打饼干35克。

★晚餐: 花卷(面粉150克), 冬瓜排骨汤(冬瓜100克、排骨50克、植物油3克), 拌苋菜(苋菜150克、香油3克)。

★睡前加餐: 猕猴桃100克。

周二	★早餐：无糖酸奶 200 克，无糖蛋糕（面粉 75 克），拌生菜（生菜 50 克、香油 2 克），煮鸡蛋 1 个。 ★午餐：烙饼（面粉 100 克），莴笋拌鸡丝（莴笋 200 克、鸡丝 50 克、香油 5 克），油菜豆腐汤（油菜 150 克、豆腐 50 克、香油 4 克）。 ★下午加餐：杏 200 克。 ★晚餐：红豆饭（大米 75 克、红豆 50 克），白菜炒鸡蛋（白菜 150 克、鸡蛋 1 个、植物油 3 克），肉末茄子（茄子 100 克、猪瘦肉 25 克、植物油 3 克）。 ★睡前加餐：卤豆腐干 35 克。
周三	★早餐：鲜牛奶 250 毫升，咸面包（面粉 75 克），尖椒拌豆腐皮（尖椒 75 克、豆腐皮 25 克、香油 3 克）。 ★上午加餐：无糖饼干 25 克。 ★午餐：芸豆饭（大米 100 克、芸豆 25 克），胡萝卜烧鸭肉（胡萝卜 150 克、鸭肉 100 克、植物油 7 克），紫菜虾皮汤（紫菜 3 克、虾皮 10 克、香油 2 克）。 ★晚餐：咸味花卷（面粉 125 克），西红柿豆腐汤（西红柿 200 克、豆腐 50 克、植物油 3 克），煎鲫鱼（鲫鱼 50 克、植物油 3 克）。 ★睡前加餐：苹果 100 克。
周四	★早餐：鲜豆浆 250 毫升，馒头片（面粉 75 克），韭菜鸡蛋饼（韭菜 50 克、鸡蛋 1 个、植物油 3 克）。 ★午餐：米饭（大米 100 克），西红柿烧牛肉（西红柿 200 克、牛肉 100 克、植物油 8 克），凉拌菠菜（菠菜 200 克，香油 8 克）。 ★下午加餐：苹果 200 克。 ★晚餐：花卷（面粉 100 克），韭菜炒虾（韭菜 100 克、青虾 120 克、植物油 3 克），黄瓜汤（黄瓜 50 克、香油 3 克）。 ★睡前加餐：葡萄 100 克。
周五	★早餐：鲜牛奶 250 毫升，全麦面包（面粉 75 克），鸡蛋拌菠菜（鸡蛋 1 个、菠菜 75 克、香油 3 克）。 ★午餐：发面饼（面粉 125 克），鸡肉炖蘑菇（鸡肉 100 克、鲜蘑菇 50 克、植物油 3 克），炝炒茼蒿（茼蒿 200 克、植物油 3 克）。 ★下午加餐：玉米棒 200 克。 ★晚餐：米饭（大米 150 克），苦瓜拌百合（苦瓜 100 克、百合 10 克、香油 2 克），鲢鱼汤（鲢鱼 100 克、植物油 3 克）。 ★睡前加餐：梨 100 克。

★早餐: 馒头片（面粉50克），大米粥25克，牛奶250毫升，卤豆腐干50克。

★午餐: 米饭（大米200克），韭菜炒豆腐干（韭菜200克、豆腐干50克、植物油4克），萝卜牛肉汤（白萝卜丝150克、瘦牛肉50克、植物油5克）。

★下午加餐: 猕猴桃100克。

★晚餐: 肉丝面（燕麦面条125克、肉丝50克、小白菜100克、鸡蛋1个、香油2克）。

★睡前加餐: 苏打饼干35克。

★早餐: 鲜豆浆250毫升，馒头（面粉75克），茶叶鸡蛋1个，豆芽拌胡萝卜丝（绿豆芽75克、胡萝卜丝50克、香油2克）。

★午餐: 米饭（大米100克），青椒牛肉丝（青椒150克、牛肉丝100克、植物油3克），炒空心菜（空心菜150克、植物油3克）。

★下午加餐: 橙子100克。

★晚餐: 烧饼（面粉125克），菠菜肉丸汤（菠菜200克、猪瘦肉100克、香油3克），炒丝瓜（丝瓜90克、植物油2克）。

★睡前加餐: 卤豆腐干25克。

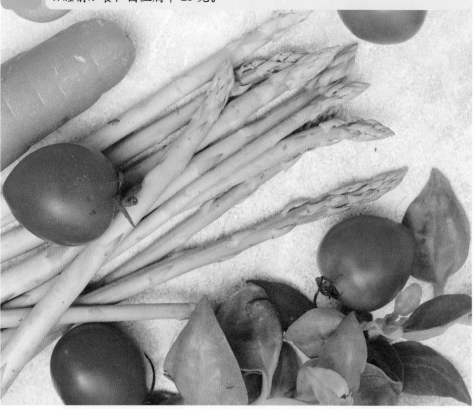

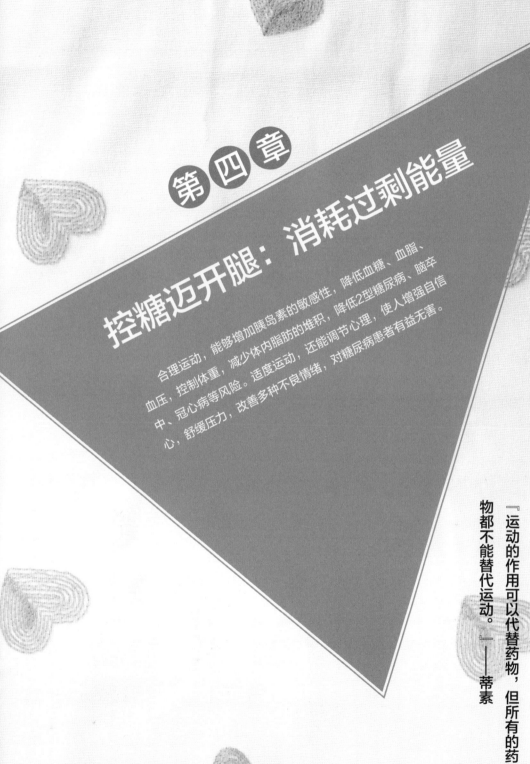

第四章

控糖迈开腿：消耗过剩能量

合理运动，能够增加胰岛素的敏感性，降低血糖、血脂、血压，控制体重，减少体内脂肪的堆积，降低2型糖尿病、脑卒中、冠心病等风险。适度运动，还能调节心理，使人增强自信心，舒缓压力，改善多种不良情绪，对糖尿病患者有益无害。

「运动的作用可以代替药物，但所有的药物都不能替代运动。」——蒂素

第一，不是每个糖尿病患者都适合运动

运动能降糖或控糖，但并不是人人都适宜运动，也不是任何情况都可以运动，也并非所有运动都适宜糖尿病患者。以下 8 种情况，糖尿病患者应该尽量避免或者减少运动量。

1. 血糖控制较差时。这时若是强行进行过度运动，极有可能会引起血糖急速上升，甚至引发酮症酸中毒。

2. 出现大血管并发症时。这时必须严格选择运动方式，掌握运动量，避免血压升高或者出现更严重的并发症，比如脑血管破裂、心肌梗死等。

3. 出现比较严重的眼底疾病时。视网膜微血管一旦出现异常，通透性变好，过量运动或勉强运动，只会加重眼底不适，甚至使得较大血管发生破裂而出血，严重影响患者视力。

4. 出现较严重的肾脏并发症时。过量运动会使肾脏的血液流量明显增加，尿蛋白的排出量也会增加，加重肾病不适。

5. 并发急性感染，活动性肺结核患者以及并发严重的心肾并发症等患者，最好不要进行运动，尤其不能过量运动。

6. 重症糖尿病患者，若是早起注射胰岛素，最好不要锻炼，以免引发酮症。

7. 进行胰岛素注射治疗的糖尿病患者，在胰岛素发挥强大作用的时候，最好不要进行运动，以免出现低血糖反应。

8. 1 型糖尿病患者，如果血糖控制得不是很好，血糖稍有点高，胰岛素用量太大，病情波动太大时，均不宜进行体育锻炼。

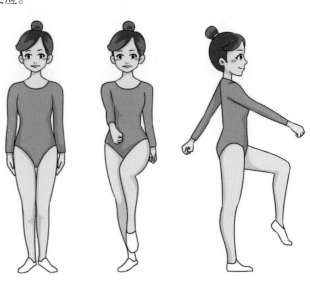

当然，没有特殊情况，一般不建议糖尿病患者卧床休息，还是得坚持一定量的运动，哪怕是简单小动作进行局部锻炼也是不错的。

第二，运动需要一个好环境

运动环境会影响运动效果，运动时最好选择在公园、林间、花园、草地、田野等空气清新、环境良好、清净舒适的地方进行。

首先，运动时最好选择一个好天气进行，雾霾天、沙尘天还是取消运动吧！还得避开道路拥堵的地方，以免吸入太多浮尘、汽车尾气等污染物。

其次，"夏练三伏、冬练三九"是针对健康人而言的，糖尿病患者因为自身免疫力较低，还是不要在太热、太冷的时节运动，更不要在雷雨大风时外出运动，要注意保暖，以免诱发各种并发症及感染。

另外，天气不好的时候，可以将户外运动改成室内运动。但要注意一点，不可以长时间在地下室进行运动。地下室的空气流通性太差，阳光照射也不足，长时间在这样的环境里锻炼，多半会不利于糖尿病患者的恢复。

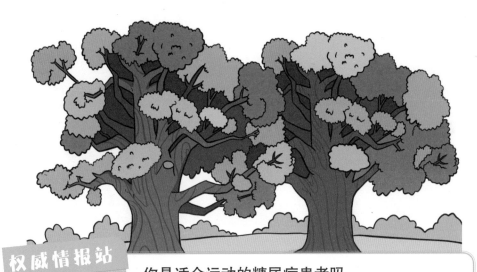

权威情报站

你是适合运动的糖尿病患者吗

◎非胰岛素依赖型的 2 型糖尿病患者、成人肥胖型患者最适宜。

◎通过饮食控制与药物治疗后，病情有所好转或控制良好的胰岛素依赖型糖尿病患者，正在口服降糖药或注射少量胰岛素时，运动疗法还算安全、有效。

◎糖尿病并发动脉硬化、高血压、冠心病者，病情较轻的话，可以进行适度的运动，还得根据耐力、运动后的反应等情况具体确定运动方式及运动负荷。关于这一点，下文会有所涉及。

第三，运动装备，舒适安全是首选

　　运动中，足部受力是必不可少的。比如，走路太多，容易出现水泡、磨损等不适。糖尿病患者一旦足部受伤，哪怕只是小小的磨损，往往会难以愈合，甚至发展为坏疽。因为糖尿病患者的末梢神经会变得不够敏感，有时足部受伤了也不容易察觉到，很容易留下安全隐患。所以，运动时一定要戴做防护，避免受伤。

　　1. 鞋子的选择：保护功能强、宽松柔软为主，确保新鞋不会磨脚，避免运动过程中发生磨损、冻伤、冲击伤等。鞋头包起来会更好，不能露出脚趾，以免脚趾碰伤。糖尿病患者还得根据自己容易磨损的部位，使用透气的脚垫、鞋垫等，防止皮肤磨损。

　　2. 袜子的选择：运动时一定要穿袜子，还得选择透气的速干袜，以免脚部出汗太多。另外，还可以选择五趾袜，将五个脚趾分开，防止脚趾摩擦或挤压受损，还能帮助脚趾排汗，预防细菌感染。

　　运动结束后一定要及时检查双脚，一旦发现受伤或受损，应立即停止运动。

　　3. 运动服的选择：为了促进排汗，保持皮肤干爽，避免细菌滋生而引发各种皮肤感染不适，在运动服的选择上也是比较讲究的。

　　首先，要以宽松、舒适、透气、保暖为基本原则。质地最好是纯棉的，也可以是速干材质！

　　其次，因为要随身携带手机、钱包、少量零食与急救卡等，所以运动服的口袋最好大一些。如果运动服的口袋不是那么大，那就准备一个运动腰包，只要把需要带的东西装上就可以了。

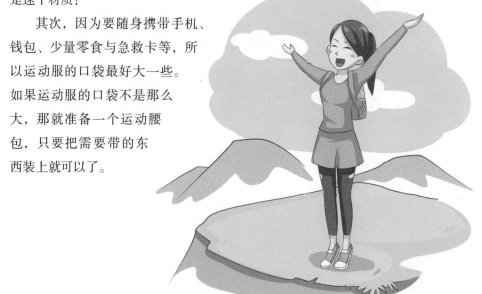

第四，你的运动时间定了吗

运动需要持之以恒，"三天打鱼，两天晒网"肯定是不行的。除非你的身体不允许，比如血糖控制得不太好，发生了急性并发症，运动时有点不舒服等，否则还是不要间断吧！每天也不用专门拿出固定的时间来运动，可以在生活与工作之余适当地活动活动，比如步行上下班，骑自行车上下班，既能节省时间，又能辅助治疗糖尿病。

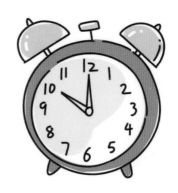

🤖 最佳运动时间

糖尿病的最佳运动时间应该是在餐后 1 ~ 2 小时，餐前、餐后半小时内都不适宜运动，因为餐前运动会让你感觉饥饿而容易诱发低血糖，而餐后立即运动有可能会影响肠胃的消化功能。

另外，清晨时分，糖尿病患者最好也不要运动，因为这个时间段里，血糖容易升高，尤其是伴有高血压、心脏病的患者还容易诱发心血管意外。所以，外出锻炼最好不要选在清晨，最好定在上午 9:00 ~ 10:00 或下午、傍晚。夏季的话，还得避开高温时段。

🤖 怎样运动才能见效

用运动疗法来稳定血糖或降低血糖，一般需要 3 ~ 4 周才能见效，若是不能坚持，效果多半会不太好。一次运动的时间最好坚持 15 分钟左右，可以分多次进行，保证一天的运动时间达到半小时至 1 小时最好，每周进行 5 次左右，不能少于 3 次。

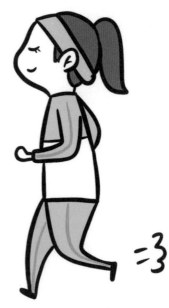

运动时间间隔可以根据每次运动量来决定。如果运动量比较大，间歇时间可以稍微长一些；如果运动量太小，自己的身体状况相对较好，运动后状态也比较好，可以考虑每天运动。

第五，如何确定适合自己的运动量

在适当的时间里进行适当的运动，还得把握适当的运动量，才能达到最佳的降糖效果，以便更好地稳住或改善病情。

方法一：以热量消耗来确定运动量

运动量太小，达不到降低血糖的疗效；运动量过大，反而会造成血糖明显波动，疲劳感也会加重不少。正常情况下，每天的运动量应该保持在 240 ~ 400 千卡最佳，可以从 240 千卡开始，每天逐渐增加一些运动量，循序渐进吧。

下面我将列举一些运动，每项运动若是要消耗掉 80 千卡，就得运动一定的时间段！而且，随着运动时间的延长，消耗的热量也会有所增加。

消耗80千卡热量运动量总汇

1. 散步、购物、做家务、练太极拳等：30 分钟
2. 中速步行、跳舞、做广播操、平地骑车、打台球等：20 分钟
3. 爬山、慢跑、打羽毛球、上楼梯、划船等：10 分钟
4. 跳绳、游泳、举重、打篮球等：5 分钟

上面这些运动是从最轻的运动开始的，糖尿病患者的体质相对较弱，所以开始运动时最好还是从最轻微的运动开始。而且时间不能太久，确保是小运动量。等到体质稍微好一些，可以逐渐增加运动量，并且适当延长运动时间，这样会更安全。

方法二：以运动疗效来确定运动量

用运动疗效来确定糖尿病患者的适宜运动量，需要 1 ~ 2 个月的时间，否则不容易看得见效果，还得结合运动后的自我感觉、详细的检查等进行综合判断。

1. 运动后的自我感觉包括运动后是否有舒服的感觉、充实的感觉或者疲劳的感觉等。

2. 详细的检查包括血糖等各项指标控制情况、体重保持状况、血压及血脂下降的情况等。

第六，运动强度需私人订制

出于降血糖、减体重的目的，中等强度的较长时间运动最合适不过。但是，每个人的体质、年龄、可承受的运动负荷等都不一样，所以，运动强度也得因人而异、循序渐进地展开。

🤖 以自我感觉为先

一般来说，以自我感觉来判断运动强度是最合适的，因为你应该最了解自己的身体，而且这种方法最简单、最快捷、最有效。当然，这是针对有一定运动经验、自我感觉比较敏感的人来说的。那么，我们应该怎么来判断呢？

运动强度	自觉疲劳程度	心率	最大耗氧量	特别提示
低强度运动	疲劳感较轻；运动后不出汗，也不觉得热；脉搏没有明显变化；自我感觉比较轻松	基础心率+20%	20%	基础心率是指早晨起床前的心率
中强度运动	感觉有点累；心情比较轻松愉快；适度出汗；肌肉有点酸胀不适；食欲与睡眠都比较好；第二天的精神状态特别好	基础心率+（40%~60%）	40%~60%	
高强度运动	感觉累、乏力；运动时有点吃力，但还能坚持到运动结束；肌肉酸痛感明显	基础心率+80%	80%	
超强度运动	感觉非常累，非常吃力；胸闷，心慌，气短，不能坚持到运动结束；饮食、睡眠都受到了影响	基础心率+100%	100%	

赵阿姨，50岁，今天走了6000步！

自我感觉还不错：

※ 运动后感觉心跳加快、呼吸有点急促。

※ 运动时适度地用力，但不觉得吃力。

※ 可以随着呼吸的节奏连续说话，但不能正常唱歌。

📺 根据心率判断

不同年龄运动时适宜的心率是多少呢?

年龄（岁）	18~29	30~39	40~49	50~59	60以上
心率（次/分钟）	120~130	110~120	100~110	90~100	<100

你会正确测心率吗?

1.运动后立即按住自己的脉搏计数，10秒即可，再将脉搏数乘以6就是此刻的心率。

2.戴上可测量心率的运动腕表，随时随地就可以测出运动时的心率。

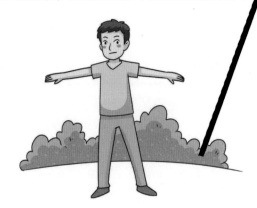

权威情报站

其他运动细节别放过

糖尿病患者应该把运动当做和吃饭、睡觉一样重要的事情，也纳入日常生活中，而且不能错过任何有损健康的运动细节。

◎准备运动前，先去医院做一次全面系统的检查吧！血压、血糖、糖化血红蛋白、心电图、眼底、肾功能、心肺功能等都详细检查一遍。

◎最好不要单独外出锻炼，尽量结伴同行，避免意外的发生。

◎由于运动可以使患者对降糖药的需求减少，因此，在运动期间，最好间隔半个月就去检查一下血糖与血脂，及时地调整降糖药的服用量，避免低血糖的发生。

◎运动时最好不要让自己饿着肚子，特别是正在服用降糖药或注射胰岛素的患者，要特别小心低血糖的问题！

◎最近已经出现过低血糖现象或正在注射胰岛素治疗的患者，最好在运动前后都检测一下血糖，确保安全。

第七，自然有效的八大降糖运动

糖尿病患者不宜选择高强度的运动，应该选择低强度的有氧运动，比如散步、慢跑、踢毽子、爬山、跳舞、做伸展操等，有效控制血糖的同时，达到降低血糖、保证身体健康的目的。

溜达溜达

【降低三高】

"饭后百步走，活到九十九。"散步，一项简单又可持久坚持的运动，特别受人们的推崇。甚至有研究显示，一个人如果每天快步走约 1 小时，可以降低一半的患 2 型糖尿病的风险。

长时间的有节奏性地步行运动，能够全面改善人体代谢状况，尤其是糖代谢也会随之增加，还能减轻或消除胰岛素的抵抗现象，并在一定程度上增强各组织器官对胰岛素的敏感性，从而降低血糖，帮助减肥，甚至对高血压与高脂血症有益，还能有效地防止或减少心血管以及肾病等并发症的发生。简单的散步运动还能增强机体免疫力，让人心情愉悦。

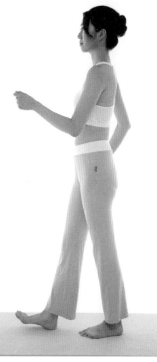

◎散步应坚持每天 1 次，每次 30 分钟左右，也可分段少量多次地进行。

◎散步时尽量抬头挺胸，步伐大小适中，保持一定的节奏，摆动手臂，也可搭配拍打胸部及腰背部运动。

◎散步速度最好以中速为主，大概就是 10 分钟走 1000 米，自我感觉稍微出汗，以轻松愉悦为度。

◎散步地点尽量选择平坦整洁的道路，如果是专业的塑胶步行道就更好了，这样可以更省力，降低疲劳感。

◎不可以光着脚散步，更不可以在坑坑洼洼的路上或鹅卵石路上散步。因为糖尿病患者多半有外周神经病变，皮肤感觉迟钝，对伤痛不敏感，很容易受伤。

🤖 慢跑

【消耗过剩能量】

慢跑，更适合体质较好的中青年糖尿病患者，有利于增强心肺功能，促进心肌收缩力，增加冠状动脉血流量，防止糖尿病并发冠状动脉硬化的出现。还能消耗过剩的能量，改善人体代谢障碍，减轻体重。

◎慢跑前最好先做做热身运动，伸展四肢，活动膝盖与脚踝等关节部位，避免运动时出现抽筋、崴脚等不适。

◎每次跑 15 ~ 30 分钟或 3 千米左右比较合适，由少渐多，循序渐进，让身体逐渐适应。速度不要太快，步伐稍微小一些，腿也不要抬得太高，手臂自然摆动。

◎搭配快走，效果会更好。

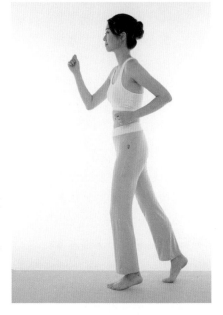

🤖 踢毽子

【加速血糖代谢】

糖尿病患者的体质一般都比较虚弱，不适宜做剧烈运动，踢毽子在运动量上正好合适，能够带动全身运动起来，帮助血糖快速代谢掉，稳定或降低血糖，还能释放糖尿病患者压力。

◎踢毽子前先做 10 分钟左右的热身活动，以免拉伤肌肉与韧带，或者给踝关节、腰部造成损伤。

◎踢毽子时要量力而行，每次运动后感觉身心舒适即可。

◎并发高血压、冠心病的糖尿病患者最好不要踢毽子，还是散步吧。

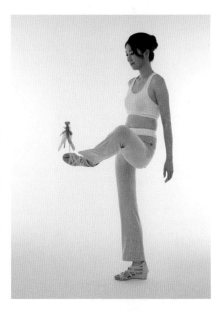

🚇 适度爬山

【促进葡萄糖吸收】

对于糖尿病患者来说，天气晴朗之时外出爬山，有利于提高身体免疫力，减少各种并发症的发生；还能消耗体内多余的热量与脂肪，帮助减轻体重，稳定血糖；促进骨骼与肌肉对葡萄糖的吸收与代谢，降低血糖；增强腰部与腿部的力量，提高心肺功能，有效防止心脑血管疾病的发生。

◎根据自身状况灵活把握运动时间与运动强度，不用每次都爬到山顶。

◎不能空腹爬山，容易引发低血糖。当然，也不能吃得太饱，以免给爬山带来负担。

◎爬山时要及时补充水分，当然不能一次性喝太多，少量多次地喝，有利于调节血糖与血脂水平，减轻疲劳，恢复体力。

◎糖尿病并发冠心病、心绞痛、心肌梗死等病症时，最好不要爬山。

🚇 翩翩起舞

【减轻胰腺负担】

打开音乐，翩翩起舞，全身舞动起来，不仅锻炼了腿部肌肉，还能消耗热量，减轻胰腺负担，增强血糖的调节功能，保持血糖的平衡与稳定。跳舞也能帮助患者放松身心、稳定情绪、振奋精神，保证糖尿病患者的身心健康。

◎跳舞前一定要做热身运动，比如简单的拉伸运动，有效防止运动损伤。

◎跳舞前 30 分钟最好不要吃太多东西，以免影响血糖的稳定，导致胃部不适，直接影响人在跳舞时的心情。

◎跳舞时若是出了太多汗，要及时补充水分，但不能一次喝太多，每次控制在 150 毫升以内，饮水间隔时间也得保持在 15 分钟左右。

◎跳舞后不宜立即吹空调、洗澡或进食，以免造成身体不适。

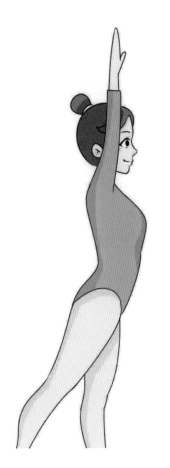

🚇 爬楼梯

【每天都可以做的降糖法】

爬楼梯，简单实用的锻炼方法，每天都可以进行。每天坚持爬楼梯，不但能够增强心肺功能，还能增强肌肉与关节的力量，提高关节的灵活性，并在一定程度上加快了血液循环，也就意味着身体的新陈代谢增强了，有利于改善人体微循环。爬楼梯时要求腰部、臀部、大腿都得发力，从而使这些部位的脂肪消耗加大，有利于减肥，这对血糖降低有好处。

◎根据自身健康状况与生活条件，选择适合自己的爬楼梯方式。比如，体质较好的患者可以一步跨两个台阶快速爬楼梯；中老年人身体素质较弱，不妨慢步往上爬楼梯。

◎爬楼梯要注意用正确的姿势。上楼时上身微微前倾，屈膝抬腿，前脚掌落在台阶的中部，待身体稳定后再向上迈另一条腿爬楼。下楼时，身体略微后仰，肌肉要注意放松，前脚掌交替落在台阶的中部，要注意身体稳定再换另一只脚，以免摔倒。

🚇 打太极拳

【在调息中自然降糖】

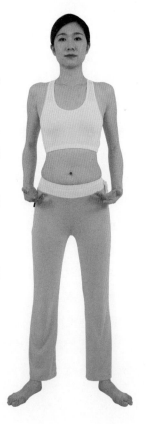

太极拳，历史悠久的一项传统健身法。它将拳法巧妙地结合在一起，动与静结合，刚柔并济，动作舒缓柔和、协调沉稳，给人宁静、祥和的舒适感。一套太极拳打下来，身体微微出汗，运动量适中，有利于稳定血糖，适合中老年患者长期锻炼。

◎根据自身的体力与病情，随时调整动作幅度与锻炼的时间，不必非得强迫自己完成一套完整的拳法。

◎上午、下午可以分别做1次，效果会更明显。

◎需要找一个安静的地方，有利于排除一切杂念，调整好呼吸，让身心平静下来。

◎穿一件吸汗、透气的衣服吧，舒适、柔软即可。

🤖 五禽戏

【千年积淀的健身操】

养生自古就有，五禽戏就是比较传统的健身方法，由东汉医学家华佗创编，因模仿5种动物的动作而得名。相传，五禽戏的健身效果特别明显，华佗的徒弟吴普就因为常年练习这套健身操而高达百岁，之后它一直在民间广为流传，甚至被中国卫生部、教育部纳入医学类大学的保健体育课之中，国家体育总局也将其重新编排并列入健身操的范畴向全国推广开来。

五禽戏主要通过模仿虎、鹿、熊、猿、鸟（鹤）这5种动物的动作而达到活动筋骨、调节身体微循环与代谢功能，从而达到稳定甚至降低血糖的目的。

【动起来】

1.虎戏：①手脚均着地，模仿老虎的形象身体前后振荡，向前3次，向后3次；②即前后、前后、前后；③做毕，两手向前移，伸展腰部，同时抬头仰脸；④面部仰天后，立即缩回，还原。按照以上方法连续做7遍。

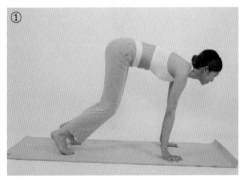

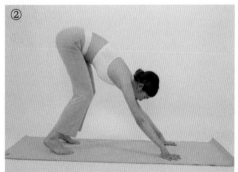

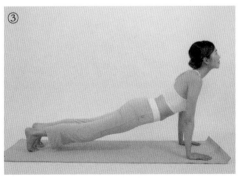

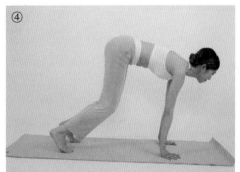

2. 鹿戏：⑤手脚仍着地，伸着脖子往后看，向左后方看 3 次，向右后方看 2 次，即左后右后、左后右后、左后；⑥继而脚左右交替伸缩，也是左 3 次，右 2 次。

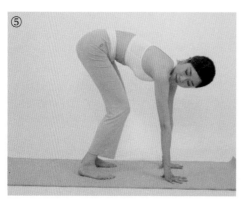
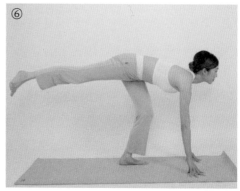

3. 熊戏：⑦身体仰卧，两手抱着小腿抬头；⑧身体先向左滚着地，再向右侧滚着地，左右滚转各 7 次；⑨然后屈膝深蹲在地上，两手在身旁按地，上体晃动，左右各 7 次。

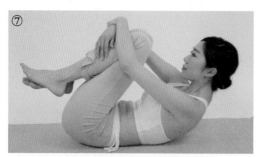
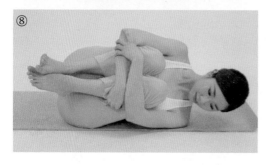
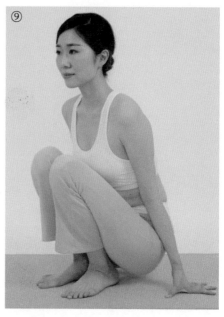

4. 猿戏：⑩身体直立，两手攀物（最好是高单杠），把身体悬吊起来；⑪上下伸缩 7 次，如同"引体向上"；⑫在两手握杠、两脚钩杠的基础上，做一手握杠、双脚钩杠，另一手屈肘按摩头颈的动作，左右各 7 次。手脚动作要相互配合协调。

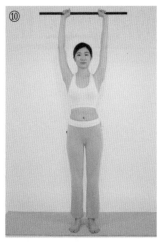 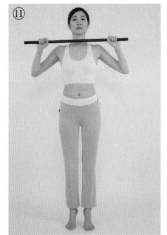 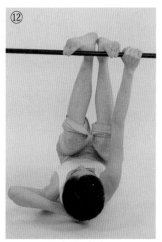

5. 鸟戏：⑬双手臂向上竖直，一脚翘起；⑭同时伸展两臂，扬眉鼓劲，模仿鸟的飞翔；⑮坐在地上，伸直两腿，两手攀足尖，伸展和收缩两腿与两臂，各做7遍。

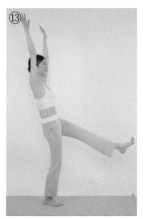 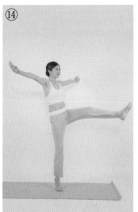 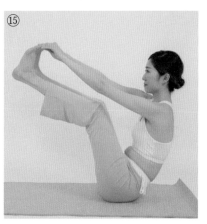

· 注意啦 ·

◎本疗法全套操练时，根据个人体质灵活掌握次数，书中说的7次，不一定就是7次，体质好的可做7的倍数，到出汗为止。

◎若是中老年糖尿病患者，锻炼时，应该先做准备运动。准备运动多取站姿，两脚分开与肩同宽，两臂自然下垂，做3～5次深呼吸后，继续做所选禽戏项目的动作。

◎一般情况下，可选其中一套动作练习。练习时要做到神情专注、全身放松、呼吸均匀，使自己处于平和状态。

◎并发高血压、青光眼、脑动脉硬化症的患者最好不要练习"猿戏"中的倒悬动作，以免发生危险。

第八，适合工作、家务间隙做的降糖小动作

　　生命在于运动，规律运动对健康有益，哪怕是简单的弯腰、舒展动作，如果能长期坚持，对糖尿病患者来说都是有好处的，可以增强体质，提高身体免疫力，对局部器官有调理功效，甚至对内分泌、代谢等都有帮助，可以在一定程度上调节或降低血糖，积极地控制糖尿病及其并发症。

📺 看电视时，这样来降糖

　　看电视是导致肥胖的一个重要危险因素。不少人喜欢一边看着电视一边吃东西，沉迷电视的时间越长，吃进肚子里的东西也会越多。这时，若是能够"转进为出"是不是皆大欢喜？找个空地，站在电视面前，扭扭腰、伸伸胳膊、做做深蹲、抬抬腿……可以燃烧不少脂肪，并适度降低血糖呢！

●——— 八段锦之臂单举 ———●

【促消化、降血糖】

　　八段锦中的臂单举要求两手臂交替上下牵拉，并配以仰头、直腰、侧屈脊柱等动作，肌肉需要做到协调配合，作用力集中于腹部，增强了肠胃的消化功能，刺激了肠胃蠕动，促进了消化与排便，积极地控制患者的体重及血糖。

【动起来】

1. 自然站立，左手缓缓自体侧上举至头，翻转掌心向上，并向左外方用力举托，同时右手下按。

2. 呼气，身体重心下降，膝关节弯曲，旋转右臂，逐渐弯曲，经过眼前下落在腹部前，掌心向上。

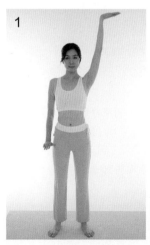
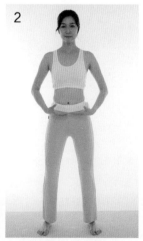

瑜伽飞翔式

【放松全身，调节血糖】

情绪低落的时候，这套瑜伽飞翔式动作，可使全身筋骨得以放松，呼吸变得畅快，自信心恢复或大增，整个人豁然开朗，抑郁消除，焦虑解除，心情轻松自然；还能促进气血循环，改善体内微循环，调节血糖，控制血糖，改善糖尿病带来的诸多身体不适。

【动起来】

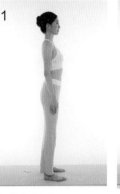 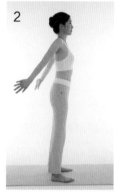 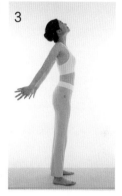

1. 自然站立，双手自然垂于体侧，调整呼吸，目视前方。

2. 深呼吸，吸气时双臂侧平举，与肩同高，双臂顺势向后打开，保持背部挺直。

3. 呼气时，双臂尽量向后打开，眼睛轻闭，头向后仰，带动上身向后弯曲，仿佛自己正像鸟一样展翅高飞。

【注意啦】最后需要保持姿势30秒，然后慢慢放松，可重复练习6次。

半蹲运动

【消耗葡萄糖】

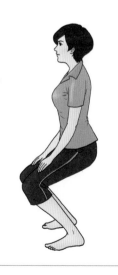

该动作不仅能够锻炼到腿部肌肉，还能消耗掉腿部多余的脂肪，更能促进体内葡萄糖的消耗，从而积极地控制血糖。

【动起来】双脚分开与肩同宽，屈膝下蹲，大腿与地面保持平行，膝盖不得超过脚尖，仿佛自己正坐在一把椅子上，坚持5秒钟左右，放松。

【注意啦】反复练习20次左右。若是觉得有点吃力，不妨靠着墙，甚至在后背与墙之间放一个球，可帮你更好地做好半蹲动作。

躺在床上时，这样来降糖

躺在床上，做一两个简单的小动作，有利于强身健体，改善睡眠，从而积极地调节血糖水平，减轻胰岛素抵抗，对糖尿病并发症的预防与改善有益。

仰卧起坐

【高效利用血糖】

该动作有利于锻炼腹部肌肉，促进肠胃蠕动，提高身体对血糖的利用率，从而达到降低血糖的目的，并对糖尿病引起的诸多并发症有一定的抑制功效。

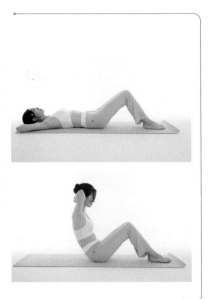

【动起来】仰卧，双膝弯曲，双脚并拢平放在地上，双手交叉枕在后脑勺之下。吸气，腹部发力，慢慢地带动上身坐起，双膝与双脚保持不动。

【注意啦】反复进行10～15次，动作宜缓慢些，不要憋气，要保持均匀且顺畅的呼吸。

摇摆式抱腿运动

【提高胰岛素的敏感度】

适当摇摆身体，可以促进全身的血液循环，消除身体的水肿，改善疲劳不适，甚至稳定血糖，提高身体对胰岛素的敏感度。

【动起来】

1. 仰卧，双腿屈膝，大腿紧贴胸部，双手紧紧地抱住双腿。

2. 抬起头部，收紧腹部，前后摇摆身体。

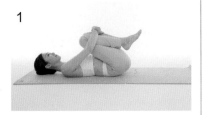

【注意啦】

◎整个过程中要小心别让脊骨受到损伤。

◎摇摆过程中，双手要始终紧紧地抱住双腿，并保持自然均匀的呼吸。

◎前后摇摆各5次即可。

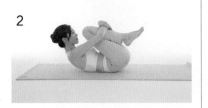

🚇 工作间隙，这样来降糖

每天的工作都是千篇一律的，像是流水线上的工人，做多做久了，熟练的工作也会变得枯燥乏味。我们不妨试试将工作时的一转身、一扭头、一低头、一弯腰等简单常见的动作融合到运动中，甚至可以适当休息一下，做一做简单的小动作，不仅让工作变得有趣，还能让身体得到锻炼，消除身心疲惫，糖尿病患者也可稳定血糖。

扩胸运动

【增强心肺功能】

扩胸运动锻炼的是胸部肌肉，促进这一部位的血液循环，还能锻炼到背部及腹部肌肉，改善你的仪态，甚至连心肺功能都能得到提高，增强身体素质，增加身体对胰岛素的敏感性，积极地控制血糖。

【动起来】

1. 手臂抬高，两手平举成一水平线上，双手握拳于胸前。

2. 两手不能分开，胸大肌用力，手臂慢慢往上抬起过头顶，并向后拉伸身体。

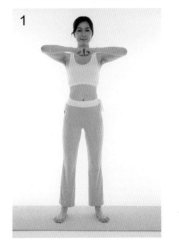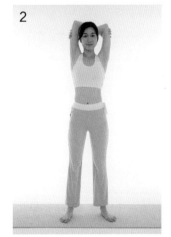

【注意啦】

◎手臂上抬时呼气，放松时吸气。

◎每天坚持锻炼 10 ～ 20 分钟。

◎还可借助运动器材锻炼，比如矿泉水瓶、小哑铃等。

◎扩胸运动的方式有很多种，比如坐着扩胸，不妨尝试一下，选择适合自己的那一套动作吧。

手指操

【调节情绪，控制血糖】

　　手指操是一款趣味性强、老少皆宜的小动作，不受时间与场所的限制，操作还很简单，更难能可贵的是，这一小小的手指动作居然能激发人体潜能，预防并改善糖尿病。首先，手指操能够增强脑细胞功能，增强全身器官的协调能力，提高免疫力，降低糖尿病引起的诸多不适。其次，手指操锻炼有利于集中注意力，稳定情绪，改善糖尿病引起的焦躁、不安、暴躁或烦躁等不良情绪，从而控制血糖。

【动起来】

1. 双手一起按照"石头剪刀布""剪刀石头布""布剪刀石头"的顺序来依次进行手指操锻炼。

2. 练习熟练之后，一手开始出剪刀，另一手出石头；一手出石头，另一手出布；也可一手出布，另一手出剪刀，慢慢来练习。

【注意啦】每次进行 5 分钟左右，每日做 4 次即可。

刻意地转身扭腰

【通筋活络，稳定血糖】

　　这套刻意锻炼腰部的动作非常实用，能够帮助美化身体曲线，缓解腰背疼痛，消除疲劳，醒脑提神，振奋精神，活动筋骨，进而对控制血糖有一定帮助，还能控制体重。

【动起来】

1. 转身拿东西时：端坐，坐在椅子的 1/3 处，腰背挺直，腹部收紧，双脚并拢，右手向胸前伸展，左手拿着资料并往后伸直，与肩同高，两手臂保持在一条水平线上，然后前后左右换手臂运动。

2. 旁边同事叫你时：端坐，坐在椅子的 1/3 处，腰背挺直，腹部收紧，双脚交叉，不要耸肩；右手轻轻搭在左腿膝盖上，左手轻轻地扶在腰背后，上半身、头慢慢地转向叫你的同事一侧。如果觉得有点别扭，你也可以将两手轻轻地放在两大腿上，上半身、头转向同事那一侧。

【注意啦】练习过程中，动作幅度要和缓；如果能配合腹式呼吸，锻炼的效果会加倍。

🚊 上下班路上，这样来降糖

上了一天班，大脑疲惫、体力透支、眼前混沌、全身酸痛，此时最好利用一些机会简单地动一动，比如乘坐公交车或地铁时，用力握住吊环，左右手腕交替用力向下拉吊环；踮脚站立；甩甩手……都能放松身心，调节情绪，稳定血糖。

● 甩 手 ●

【改善体内微循环】

上下班走在路上，经常甩甩手，有利于刺激大脑皮层，促进新陈代谢，缓解肌肉痉挛，改善体内微循环，积极地稳定并控制血糖。

【动起来】

1.身体挺直，凝神静气，正视前方，随着迈步，两手臂一起前后摇动并甩起来。

2.向后时双臂要用力些，向前时要借力自行摆动手臂，两臂伸直不能弯曲。

【注意啦】逐渐增加强度，坚持 10 ~ 30 分钟即可。

● 车内健身操 ●

【降血糖、不疲劳】

开车上班的久坐一族更需要利用一切时间锻炼起来！堵车时，不妨做一些简易操来锻炼身体，改善体内循环，促进新陈代谢，稳定血糖。

【动起来】

1.手臂抬起放在脑后，左手抓住右手肘，右手去抓左手肘，低头向下看，深呼吸，坚持 10 秒。

2.坐在座位二分之一处，使得身体与车座留有较大的空间，后背可以尽量地后仰，同时双手抓住车座位后背，向前推出胸部。

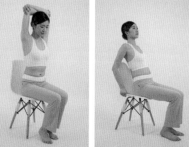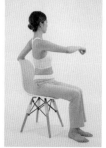

3.保持坐姿，上身尽量挺直，垂肩坠肘，右手放在方向盘上，左手后伸拉直椅背，用腰部力量转动腰部。再反方向做一遍相同动作。

【注意啦】在做第二个步骤时，最后别忘了尽量把头抬高，最好能使脸抬高45度。

第九，开始制订属于你的一天运动计划吧

饭得按时吃，运动也一样，也得做一个详细的规划，包括每天做什么运动、运动多长时间、运动强度多大……可不能抱着"想起来就运动，想不起来就算了"的想法去运动。糖尿病患者可以依照下表制订一天的运动计划，并根据自己的实际情况随时调整。

运动时间	运动选择
早晨10~30分钟	运动强度不宜太大，可以步行上班或者骑车上班，当然距离不能太远
上午10~30分钟	别总坐着，隔半小时左右记得起来走动或者伸展一下
中午10分钟	不要选择高强度的运动，做一做舒缓的健身操或去户外散步即可
下午30分钟	打太极拳、练五禽戏、跳舞或者游泳等，时间充裕，好好锻炼吧
晚上30分钟	晚饭后记得散步，睡前还可以做做简单的床上运动或者稍微按摩一下，促进睡眠

注：1.尽量将运动时间分散一些，比如一天计划运动1个小时，我们就把它分成两个30分钟来运动，更容易坚持下去，身体也不会觉得太累。但也不能分得太散，否则达不到锻炼的效果，发挥不了降糖功效。2.患者要根据自身需要的运动量合理地安排、计划，以上表格内容仅供参考。3.以有氧运动为主，每周4~5次，每次30分钟左右即可。力量训练为辅，每周2次，每次20分钟即可。

权威情报站

有氧运动与力量训练是什么

◎有氧运动：节奏性强、持续性长、时间较长、运动强度中等的需要消耗大量氧气的运动，比如快走、慢跑、骑自行车、太极拳、保健操、乒乓球、羽毛球等，有利于提高心肺功能、促进新陈代谢，稳定血糖。

◎力量训练：这类运动往往对骨骼、关节和肌肉具有强壮作用，比如俯卧撑、哑铃等肌肉锻炼，能够减少体脂含量，改善胰岛素的敏感性，很好地控制血糖。

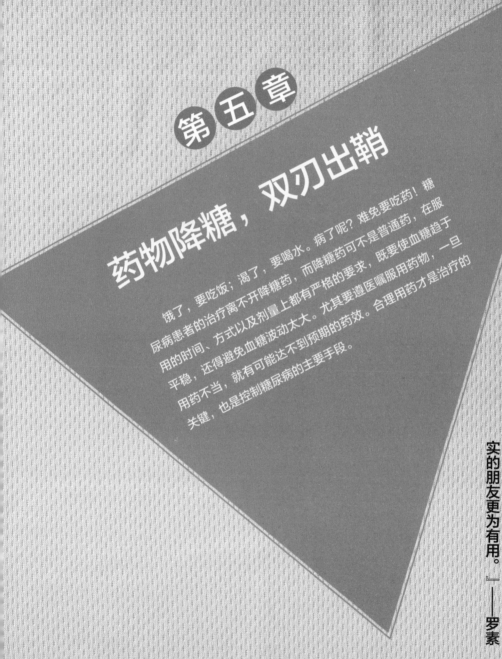

第五章

药物降糖，双刃出鞘

饿了，要吃饭；渴了，要喝水。病了呢？难免要吃药！糖尿病患者的治疗离不开降糖药，而降糖药可不是普通药，在服用的时间、方式以及剂量上都有严格的要求，既要使血糖趋于平稳，还得避免血糖波动太大。尤其要遵医嘱服用药物，一旦用药不当，就有可能达不到预期的药效。合理用药才是治疗的关键，也是控制糖尿病的主要手段。

「对病人来讲，一位能干的医生要比最忠实的朋友更为有用。」——罗素

第一，一张图熟悉糖尿病的治疗方法

2型糖尿病 → 饮食疗法（必不可少） + 运动疗法（大部分人群） + 药物疗法（通过饮食疗法和运动疗法无法得到改善的人们） + 其他（并发症的治疗）

1型糖尿病 → 注射胰岛素（必不可少） + 饮食疗法（必不可少） + 运动疗法（必不可少） + 其他（并发症的治疗）

血糖控制目标

目标	血糖目标值		
	恢复血糖正常值	预防并发症	治疗效果不佳时
糖化血红蛋白（HbA1c）	不超过6%	不超过7%	超过7%
具体内容	适用于只需通过适当饮食疗法与运动疗法便可达到的情况。也适用于通过药物疗法可达到目标，但又不会产生低血糖等不适时	以预防并发症为目的。对应的血糖值应约为以下数值：◎空腹时，≤7.2毫摩尔/升 ◎饭后2小时，≤10毫摩尔/升	适用于由低血糖等不良反应或其他原因导致的治疗效果不佳的情况

※以上都是针对成年人的目标值，孕妇除外。
※治疗目标应该结合患者的具体身体情况来制定。

妊娠糖尿病 → 饮食疗法（必不可少） + 运动疗法（可能的范围内） + 注射胰岛素（有必要时）

妊娠时的血糖控制目标

血糖值	饭前	3.3~5毫摩尔/升
	饭后2小时	5.6毫摩尔/升
糖化白蛋白（GA）		15%左右
糖化血红蛋白（HbA1c）		5%左右

总之，糖尿病患者的药物疗法，需建立在良好的饮食与运动疗法的基础上。

第二，血糖居高不下，首选口服降糖药

选择降糖药是医生的职责，但我们也得对自己的身体负责，需要对基本药物的选择有个大致的了解，避免盲目吃药，增强自我保护意识。

降糖西药，各有所长

不同的降糖药物各有各的特点，糖尿病患者应根据自身的病情及身体状况，在医生的指导下选择合适的降糖药。

降糖西药的种类

药物类别	具体药名	特 点	作 用	适用人群	服用方法
磺脲类	亚莫利、瑞易宁等	疗效稳定、作用缓和、耐受性好	刺激胰岛素分泌，快速降低血糖；增加胰岛素敏感性并降低血糖	适用于节食、体育锻炼、减肥都不能更好控制血糖的2型患者	起始剂量为1~2毫克，每天1次，早餐时或第一次正餐时服药
双胍类	盐酸二甲双胍、格华止、美迪康等	疗效稳定，作用较缓和	增加外周组织对葡萄糖的利用，减少肝糖原的生成，降低血糖	适用于肥胖或超重的糖尿病患者	推荐剂量为每日3次，每次500毫升或每日2次，每次850毫升。饭中或饭后吞服，每天剂量不可超过2克
非磺脲类	弗莱迪等	药效发挥比较快	刺激胰岛细胞分泌胰岛素，降低血糖	适用于2型糖尿病患者	餐前15分钟左右服用，单次服用起始剂量是0.5毫克
葡萄糖苷酶抑制剂	拜糖平、卡博平、倍欣等	容易造成营养不良、腹胀、腹泻等不适	在小肠中阻止葡萄糖苷酶与多糖类物质结合，延缓食物中葡萄糖与果糖的消化与吸收速度，降低餐后血糖	适用于消化能力强的糖尿病患者	开始进餐时与第一口食物同服，餐前或餐后最好不要服用
胰岛素增敏剂	艾可拓、文迪亚、爱能、维戈罗等	可单独服用，也可与其他降糖药联合使用	提高胰岛素在周围组织的敏感性，减轻胰岛素的抵抗。	适用于存在明显胰岛素抵抗的糖尿病患者	早晨空腹时服用，避免低血糖的出现

🖥 中成药也能降糖

除了西药，降低血糖还可以服用一些中成药。现在市面上到底有哪些降糖的中成药呢？

降糖中成药的种类

药 名	主要成分	适用人群
消渴丸	黄芪、生地黄、天花粉、格列本脲（优降糖）等	2型糖尿病（含有西药成分，应根据血糖变化调整用药剂量）
消渴平片	黄芪、人参、天花粉、天冬、知母等	2型糖尿病
参芪降糖颗粒	人参、黄芪、麦冬、天花粉、生地黄等	2型糖尿病
糖尿片	山药、黄芪、生地黄、山茱萸、枸杞子、五味子、知母、葛根、红参、鸡内金等	用于治疗因胰岛素功能减退引起的糖尿病
玉泉丸	葛根、天花粉、生地黄、麦冬、五味子、甘草等	用于治疗因胰岛素功能减退引起的糖尿病
通脉降糖胶囊	太子参、丹参、黄连、黄芪、山药、玄参等	用于气阴两虚、脉络瘀阻所致的糖尿病
知柏地黄丸	知母、黄柏、熟地黄、山茱萸、山药、泽泻等	用于阴虚火旺所致的糖尿病

权威情报站

不宜服用降糖药的人群有哪些

◎肝、肾功能不全者。

◎心肌梗死、手术、创伤等其他急症患者。

◎糖尿病孕妇及哺乳期女性。

◎糖尿病急性并发症，如感染、酮症酸中毒、糖尿病昏迷等。

◎比较严重的糖尿病慢性并发症，特别是严重的肾病及眼底病变者。

◎胰岛素依赖型糖尿病患者不宜单用口服降糖药，应该与胰岛素一起服用。

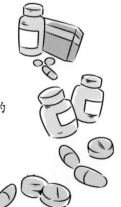

第三，口服降糖药，你用对了吗

糖尿病患者想要有效地稳住血糖，一般都会使用降糖药来帮忙。但若是服药不当往往达不到预期药效，甚至会事与愿违，使病情加重。那么，糖尿病人群应该如何安全用药呢？

遵医嘱是关键

降糖药，说实在的，根本不可能治愈糖尿病，只能发挥降血糖的功效。在我们使用药物疗法的时候，最重要的还是要遵医嘱。对于糖尿病患者来说，他们的病情及症状、药的种类及用量，甚至根据治疗效果又该如何更改用药及用量……都得考虑在内，才能称得上是最安全的治疗方案，而这一切唯有医生才能准确地把握。

在我的病人当中，有一些会在服药一段时间后擅自更改药量，希望多吃点药使血糖尽可能地多降一点儿。虽然我非常理解这类患者的心情，但这样可是会造成严重后果的！比如，医生会因此没办法准确地掌握理想的药量，有可能不能有效地控制血糖，甚至会发生严重的低血糖不适。

因此，不论是用什么药，还是吃多少药，都得严格按照医生的指示进行。

服药原则了解一下吧

当然，选什么样的降糖口服药，是主治医生说了算，但是糖尿病患者还是要了解一下口服降糖药的几个基本原则！

1.按病型服药：1型糖尿病患者只能服用双胍类、葡萄糖苷酶抑制剂等降糖药；2型糖尿病患者基本的降糖药都可以服用。

2.按血糖高低服药：血糖较高就得服用降糖效果最强或时间最长的药物，血糖不算太高的只需服用作用稍平和的降糖药物。

3.按胖瘦服药：较胖的糖尿病患者首选双胍类、葡萄糖苷酶抑制剂以及噻唑烷二酮类；偏瘦者首选磺脲类、苯甲酸类。

4.按年龄服药：年长者最好还是不要轻易服用药效强、作用时间较长的降糖药，比如苯乙双胍。

5.按肝肾功能服药：肝肾功能不好者也最好不要轻易服用药效强、作用时间较长的降糖药，比如苯乙双胍。

第四，别错过降糖药的最佳服用时间

口服降糖药在餐前服用的话效果会强一些。吃饭前先吃降糖药，在体内提前准备一个药物环境，使餐后血糖不上升或者较慢上升。要知道，这样的结果比先吃饭使血糖上升，再降糖要好很多。所以，在没有任何不良反应的情况下，各种口服类的降糖药最好还是餐前服用。具体来说：

◎磺脲类和双胍类：餐前 20 ~ 30 分钟服用。

◎葡萄糖苷酶抑制剂：餐前比餐后服用效果更佳，其中拜糖平在第一口饭前吃效果最好，倍欣在餐前直接吞服效果最佳。

◎噻唑烷二酮类：饭前饭后均可服用，但为了避免食欲不振、腹泻、恶心、呕吐、腹痛等不适的产生，最好还是餐后服用。

当然，不得不提醒患者一句：餐后服用疗效虽然比不上餐前，但总比不吃要好，而且不良反应往往会更小一些。

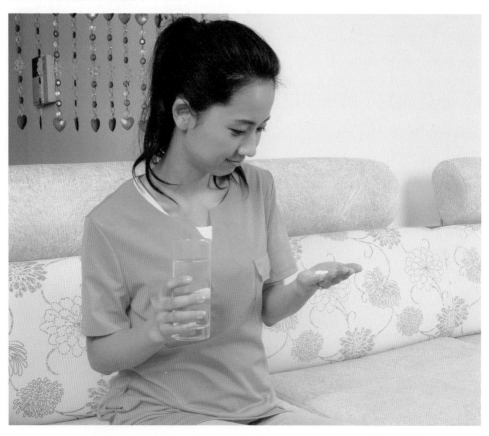

第五，降糖药能搭配使用吗

不少患者咨询过这样一个问题：一种口服降糖药疗效不佳，可不可以加上另外一种或两种药物一起服用？其实，降糖药种类很多，不同种类药物有不同的作用机制与特点。若是两者或三者之间有互补作用，采用联合用药的方式，确实可以达到降糖效果相加、不良反应相互抵消的目的。

但是，并不是所有的药物都可以搭配在一起联合使用的！比如，两种磺脲类药物放在一起或者两种双胍类药物放在一起使用，反而会引起它们相互之间的竞争，增加不良反应，达不到理想的降糖效果。那么，哪些降糖药物适合搭配在一起使用呢？

◎双胍类与噻唑烷二酮类合用：在使用二甲双胍的基础上再加用罗格列酮，胰岛素敏感性会增强，糖化血红蛋白则会进一步降低。

◎双胍类与 α - 葡萄糖苷酶抑制剂合用：不仅有利于减轻体重，还能改善胰岛素抵抗，更加适合肥胖型的糖尿病患者，但是可能会导致胃肠道消化不良。

◎双胍类药物与非磺脲类促胰岛素分泌剂合用：促胰岛素分泌剂对就餐后血糖波动有明显的降低作用，而双胍类药物则对空腹血糖水平有稳定作用。二者合用对血糖的降低作用更明显，而且不会影响体重，也不容易发生低血糖的风险。

◎磺脲类与噻唑烷二酮衍生物类合用：当磺脲类药物对血糖控制不佳时，配合使用噻唑烷二酮衍生物类药物，可明显降低血糖，还可降低血浆胰岛素水平。只是，要特别留心低血糖风险的出现。

◎磺脲类与双胍类合用：肥胖者首选双胍类药物，非肥胖者则可选择磺脲类药物。当使用磺脲类药物控制血糖效果不佳时，最好加用双胍类药物，控制血糖的效果会比较明显，还可减轻体重。只是，磺脲类药物容易引起肥胖者体内胰岛素水平更高，要小心为妙。

◎磺脲类与 α - 葡萄糖苷酶抑制剂合用：当磺脲类药物对血糖的控制不够满意时，或者餐后血糖反而偏高时，可以加用 α - 葡萄糖苷酶抑制剂，要在餐前使用，可使餐后血糖快速下降，还可以改善胰岛 β 细胞的功能。

第六，口服降糖药应避免的误区

误区 1：降糖药越贵越好，盲目选择非处方药

降糖药的好坏与价钱无关，关键还是得适合自己，要知道用在别人身上的未必适合自己。也不要觉得别人用的药降糖效果明显，自己也选择同样的药物。更不能看到广告推销就随意尝试不了解的新药。这些非处方药是否对症还不好说，更别说药中所含的成分是否会与正在服用的药物有重叠，这可是会引起低血糖等不良反应的。

非处方药是什么？指那些无需医生开处方、自己就可以购买的药品。其中，绿色标志比红色标志安全性更高。

误区 2：把保健品当药吃

保健品，介于药品与食品之间，并不是真正的药品，在降血糖方面，可能有一定的辅助疗效，但并不具备确定的疗效，也并非适合所有人，绝不能代替药品。

如何区分药品与保健品？看一看包装上的批准文号，有"国食健字""卫食健字"等字样的，都属于保健品；有"国药准字"字样的则是药品。再看看说明书，保健品一般只有主要原料的文字介绍；药品则有完整的说明文字，比如成分、疗效、适应证、服用方法、不良反应、有效期等。

误区 3：担心药物依赖性与不良反应，拒绝吃药

降糖药对人体有一定的不良反应，所以很多糖尿病患者会拒绝吃药，甚至害怕吃药。事实上，治病越早，效果越好，不良反应也会越小。反之，疗效不好，不良反应也会更大。另外，长期糖尿病会引起多种并发症，治疗难度会更大，用药反而会更多，各种药物的影响给身体造成的危害会更大，所以在病情还可控制的时候积极地用药治疗吧，别排斥吃药。

误区 4：一查出糖尿病就得吃药

刚诊断出糖尿病，但还没有任何症状出现时，不需要马上服用降糖药，应该先进行饮食与运动控制。待一两个月后，若血糖仍没有得到很好地控制，就需要适当地服用降糖药治疗了。当然，如果刚开始就诊断出重症2型糖尿病，首先就得使用药物来治疗。

误区 5：擅自增加药量

降低血糖必须循序渐进，切不可为了尽快降低血糖而擅自增加药量。血糖若是降得太快，身体不能马上适应，容易出现头晕眼花、头痛等不适，甚至会因为低血糖而引发心慌乏力、面色苍白等问题。

误区 6：血糖稳定后立即停药

这样容易使血糖骤然升高，不利于控制血糖。尤其是2型糖尿病患者自觉没有什么不适症状，服药与不服药在感觉上差别不大，一两次血糖检查正常也是常有的事儿，但这并不代表吃药就是无关紧要的事，更不能擅自停药！因为，单凭症状或短期检查结果是不能准确评估病情的，中途停药的话，容易使血糖再次升高，病情也会加重，甚至有可能出现各种并发症，增加治疗上的难度。

误区 7：频繁更换药物

药效的发挥是一个循序渐进的过程，频繁更换药物，不仅达不到良好的降糖效果，还会使身体对降糖药物产生抗药性。有些降糖药需要服用30天才能达到最大的降糖效果，所以不要轻易更换药物，应该根据血糖水平逐渐调整服药的剂量。

误区 8：吃了降糖药就不用复查了

检查血糖，可以及时了解病情控制情况、治疗的效果等，还能根据病情及时地调整药量或者更换药物。随着时间的推移，有些药物的效果会没有刚用药物时那么强，甚至有些药物在逐渐失去疗效。若是不定期进行复查，很容易错过血糖的最佳控制时间，耽误病情的有效治疗。

第七，口服降糖药漏服了怎么办

口服降糖药是治疗糖尿病的主要手段之一，定时、定量、规律用药是保证血糖控制平稳的基本要求。但是，在糖尿病患者的生活中，漏服降糖药是很常见的，尤其是老年糖尿病患者。

忘记服药，事后想起该如何补救呢？这要根据降糖药物的种类、耽误的时间和血糖控制情况等来定。

1. 双胍类药物：如果漏服时间不久，可及时补服。若时间过长，建议先测一下血糖，轻度升高可通过增加运动来缓解；若血糖较高，要立即补服。

2. 磺脲类药物：此类药物按起效时间可分为短效和中长效，使用不当很容易出现低血糖，所以漏服药物的补救措施较为复杂。

◎短效的磺脲类药物：如果到了吃饭的时候才想起来，可以立即服药并将吃饭的时间推迟半小时；如果已经开始吃饭，可随餐直接服用，但要适当减少药量，这样做可减少餐后血糖升高的发生率。如果在两餐之间或下一顿就餐时才想起来，应立即测血糖，若轻微升高，可增加活动量不用补服；若血糖升高明显，可减量补服。

◎中长效的磺脲类药物：如果早餐前漏服，午餐前才想起，可以根据血糖情况，按照原来的剂量补服药物；如果午餐后才想起，可视情况药量减半补服。需注意的是，如果年龄较大或者平时血糖控制较好的糖尿病患者，不必补服，以免引起夜间低血糖。

【特别提示】药物减量服用最好先与主治医生沟通，不宜自行调整。

3. 非磺脲类胰岛素促分泌剂：补救办法与短效磺脲类药物类似，不再赘述。

4. α-糖苷酶抑制剂：如果餐中或用餐后想起漏服了，可立即按原剂量补上。若餐后很久才想起，就不用补服了，因为此时服用后，其降糖效果会明显减弱。

5. 胰岛素增敏剂：若是单独服用这类药物，一不小心漏服了，当日均可补服。联合用药的话，只要血糖不低，也可当日补上，到了第二天则无需再补。

6. 二肽基肽酶4（DPP-4）抑制剂：此类药物服用时间没有严格的规定，饭前饭后都可以。因此漏服当日，可及时补服。

如果经常忘记服药，有可能会导致血糖波动较大。所以，糖尿病患者最好还是要重视起来，定个吃药的闹铃，按时、有规律地服用降糖药，有效地控制血糖水平，预防和延缓糖尿病慢性并发症的发生。

第八，妙招缓解降糖药的不良反应

口服降糖药容易产生一些不良反应，尤以胃部不适为主，比如恶心、呕吐、消化不良等，并伴有低血糖、腹泻等。那么，降糖药出现了不良反应，糖尿病患者应该怎么办呢？

1. 恶心、呕吐了，怎么办？

降糖药一旦刺激胃黏膜，容易产生恶心、呕吐症状，这就要求我们选择适宜的服药时间，比如饭后服药，恶心呕吐感会适当减轻些。当然，若是出现了这样的不适，饮食上就得尽量避免食用过于刺激的食物。若是不良反应比较严重，那就适当吃些增强胃动力的药物，比如吗丁啉、胃舒平等。

2. 消化不良，拉肚子了，怎么办？

有些降糖药会影响肠道内表层细胞的消化功能，使得食物的营养不能被小肠吸收利用，以至于出现消化不良、腹泻等不适。这时我们可以采用少食多餐的方法，并避免食用过于刺激的食物，就连富含纤维素的食物也尽量少吃或不吃；还得及时补充水分，避免脱水。必要时可以服用止泻剂。当然，为了减少不良反应的发生，口服降糖药时还是先从小剂量开始吧。

3. 低血糖，有点头晕了，怎么办？

若是单独服用 α-葡萄糖苷酶抑制剂不会出现低血糖不适，但若同时服用了磺脲类或胰岛素，就容易出现低血糖不适，这是因为肠道内的葡萄糖苷酶已经被抑制了，蔗糖与淀粉不容易被吸收而导致的。一旦出现低血糖，自主神经最早受到影响，之后是中枢神经与大脑受损，身体也会跟着开始产生不适。

轻、中度低血糖症状
头晕、手脚发抖、心悸、全身无力、冒冷汗、嗜睡、视物不清、容易饿、想吐等。
应对的办法
1.可食用10～20克白砂糖，也可饮用含有等量糖分的饮料或者糖水，稍微休息一会儿。 2.若15分钟后症状还是没有得到缓解，可重复一遍步骤1的做法。 3.也可以直接摄入10～20克葡萄糖。

注：1.除了白砂糖之外，还可以食用奶糖、饴糖、咸饼干、甜饼干等。2.食用巧克力见效不是很快，不建议食用。3.重度低血糖的话，建议立即送医院。

第九，需要注射胰岛素的情况

糖尿病属于慢性病的一种，需要长期服用降糖药或使用胰岛素，甚至很多患者还把胰岛素当做"救命稻草"。其实，注射胰岛素并非人人适用，而且注射胰岛素需要每天扎针，不容易坚持下来。但是，如果口服降糖药无法达到理想的降糖效果，那就需要及时修改用药或者配合胰岛素治疗。那么，哪些情况必须使用胰岛素注射治疗呢？

人群	情况说明
1型糖尿病患者	患者体内分泌胰岛素的胰岛细胞被完全破坏，彻底丧失了分泌胰岛素的功能，若是不用胰岛素治疗，容易发生酮症酸中毒，甚至会危及生命
2型糖尿病患者	口服降糖药失效后若是不打胰岛素，血糖水平得不到很好地控制，久而久之容易发生糖尿病慢性并发症
严重或多病的患者	有比较严重的糖尿病并发症或患有严重其他疾病的人群，应该选择胰岛素注射治疗
糖尿病并发妊娠或妊娠期糖尿病患者	糖尿病患者准备怀孕时就应该开始注射胰岛素，使胰岛素获得更好地控制，平安地生下健康的宝宝

胰岛素注射，患者可以自行实施皮下注射的一种治疗方法，已经没有那么可怕了。其中，注射工具已经有了很大改善，针头比较细，痛感大大减轻了。

另外，不少糖尿病患者宁可多吃药，也不愿意使用胰岛素，主要是担心对胰岛素产生依赖性。这其实是对胰岛素的一个误解。胰岛素本来就是人体分泌出来的一种激素，而糖尿病患者体内的胰岛素分泌往往又不足，这时急需注射外源性胰岛素，帮助降低血糖。但是，如果一不小心错过了注射胰岛素的最佳时机，血糖很可能不容易控制，还可能导致慢性并发症的出现，严重的话还会危及患者的生命。

第十，胰岛素可搭配使用吗

根据见效时间以及持续时间的长短，注射胰岛素可分为五类：速效型、中效型、短效型、长效型与混合型。

常见胰岛素制剂

1. 速效型胰岛素：诺和锐、优泌乐……

注射后 15 分钟左右发挥效果，药效强，药效持续时间为 3 ~ 5 个小时。

2. 中效型胰岛素：诺和灵 N、优泌林 N……

注射后大约 2 个小时即可见效，效果大概可持续 13 ~ 16 小时。

3. 短效型胰岛素：诺和灵 R、优泌林 R……

注射后大约 30 分钟即可见效，药效维持大约 6 小时。

4. 长效型胰岛素：来得时……

注射后大约 2 小时会出效果，药效大约可以维持 24 小时。

5. 混合型胰岛素：诺和灵 30R、诺和笔 10R-50R、优泌乐笔 25、优泌乐笔 50……

药效介于短、中效胰岛素之间，比中效的胰岛素见效速度快，比短效的胰岛素维持时间略长一些。

到底应该注射哪种胰岛素，得根据患者的具体病症来决定。一般来说，将不同类型的胰岛素混合搭配使用比较多见。举个例子，三餐前多注射速效型或中效型胰岛素，晚上入睡前则多注射长效型胰岛素。这样操作，更接近正常人的胰岛素分泌模式，能将一整天的血糖值都控制在正常水平或者接近正常水平。

胰岛素注射，降糖效果比较明显。进行胰岛素注射时，本应将短效与中效混合在一起使用，却错误地将短效与长效按照 2:1 ~ 4:1 的比例进行注射，这不但令患者即使忍受着饥饿也无法降低血糖，还经常出现吃过早饭后血糖过低带来的不适。正常情况下，短效与中效混合后两者可保持原有的功效，但短效与长效混合之后，短效效果会降低，长效效果会增强，这样强度的降血糖方式，只会令身体"吃不消"。

第十一，备好胰岛素的注射器具

当你需要进行胰岛素的注射治疗时，胰岛素制剂的选择固然重要，但为了保证胰岛素的疗效，还得备好一套专门的注射器具。

消毒器具

皮肤消毒，选用 75% 的酒精或酒精棉片，不能使用碘酒或碘伏消毒。

原因：胰岛素属于蛋白质，如果用碘伏或碘酒消毒，容易影响其活性。

注射器具

用普通针管抽取、注射胰岛素，不太方便，而且不能保证注射剂量的准确性。应该选用专业的胰岛素注射笔，操作简单，使用方便，携带方便，剂量调节准确。

胰岛素制剂

胰岛素制剂的选择需要听从主治医生的意见，在注射前还有针对胰岛素制剂的一些注意事项。

◎检查一下胰岛素制剂是否在有效期限内，是否密封完好。短效胰岛素外观应该澄清，一旦浑浊则不可使用；中长效胰岛素浑浊则为正常。

◎使用中长效胰岛素时，应先翻转、滚动或者轻轻地摇动一下制剂，使其均匀。切不可上下使劲摇动，以免影响药效。

权威情报站

胰岛素的保存很重要

◎胰岛素在首次使用前，就得放在冰箱冷藏室内保存，2～8℃的温度最合适，保存时长 30 个月左右。已经用过的胰岛素，一般要在 3 个月内用完。

◎注射前 1～2 小时内要及时地将胰岛素从冰箱内取出，放在室温内复温，以免冷藏的胰岛素使注射时的疼痛感加剧。

◎胰岛素不能在高温下保存，更不能被阳光直接照射，免得胰岛素失效。

第十二，选择合适的位置注射胰岛素

　　胰岛素功效的发挥，还与注射部位有关，因为身体不同部位对胰岛素的吸收速度是不一样的。一般来说，脂肪较多的身体部位，胰岛素的吸收速度较慢。另外，人体运动后胰岛素的吸收速度会加快，肌肉内注射胰岛素的吸收速度要比皮下注射更快！

注射胰岛素的具体部位图示

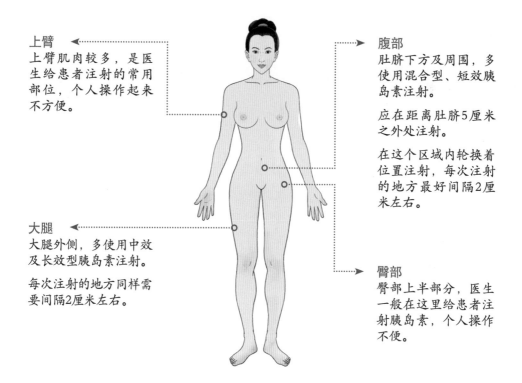

上臂
上臂肌肉较多，是医生给患者注射的常用部位，个人操作起来不方便。

大腿
大腿外侧，多使用中效及长效型胰岛素注射。

每次注射的地方同样需要间隔2厘米左右。

腹部
肚脐下方及周围，多使用混合型、短效胰岛素注射。

应在距离肚脐5厘米之外处注射。

在这个区域内轮换着位置注射，每次注射的地方最好间隔2厘米左右。

臀部
臀部上半部分，医生一般在这里给患者注射胰岛素，个人操作不便。

　　★胰岛素注射部位要轮换，尽量避免1个月内重复注射同一个位置，防止脂肪增生的出现，影响降血糖的效果。

　　★在同一时间应做到单一部位的轮换，而不要多部位同时轮换，毕竟不同部位胰岛素的吸收速度也会有差异。比如，长期在大腿外侧注射胰岛素的患者，若是突然改在腹部注射，吸收速度很可能会加快，低血糖发生的可能性也会更高。

　　★注射时，一旦出现疼痛、凹陷、硬结等不适时，最好立即停止在该部位注射，可以尝试换一个地方注射。

第十三，牢记胰岛素的注射时间与次数

不同类型胰岛素的注射时间一览表

胰岛素类型	注射时间	备注
速效胰岛素	餐前、餐时、餐后注射皆可	注射后应该立即进食，否则容易低血糖
短效胰岛素	餐前半小时左右注射最佳	最为常见的一种
中效胰岛素	晚饭前半小时与睡觉前均可注射	注射后8~12小时要特别留心低血糖反应
长效胰岛素	注射时间不固定	空腹时血糖控制不太好时最适合。只是用量不当的话特别容易出现夜间低血糖
混合胰岛素	每天早、晚各注射1次，餐前半小时注射最合适	主要是短效、中效胰岛素按照一定比例混合制成

注射次数有规律

注射胰岛素的次数要根据血糖情况、胰岛素的类型、口服药物的联合使用情况等来决定。比较常见的胰岛素注射可以按照下面的方法进行。

第一阶段：每天1次。

晚餐前或临睡前注射1次中效或长效胰岛素，可以提高基础胰岛素水平。

第二阶段：每天2次。

每天早、晚各注射1次混合型胰岛素，可以有效地控制三餐及夜间血糖。

第三阶段：每天4次。

早、中、晚餐前各注射1次短效胰岛素，临睡前再注射1次中效胰岛素。

温馨提示： 咨询医生建议后，为了避免引发低血糖，食欲不佳时可以适当减少胰岛素注射的剂量。

第十四，胰岛素的注射剂量如何把握

初始注射剂量

1. 按照血糖高低注射胰岛素

公式：（血糖 −100）× 体重（千克）× 6 ÷ 2000 ——→ 计算胰岛素的初始剂量

2. 根据尿糖的多少来选择剂量

一般来说，尿糖检测为几个加号，就应该按照每个加号 2 ~ 3 个单位，在上一顿饭前将胰岛素的注射剂量适量增加。

举例说明：★午餐前尿糖为 3 个加号，建议早饭前注射 6 ~ 9 个单位的胰岛素。★如果空腹尿糖为 3 个加号，建议在前 1 天晚餐前或者睡前注射 6 ~ 9 个单位的胰岛素。

调整注射剂量

如果糖尿病患者一直都在进行合理的饮食与运动调养，血糖水平却始终没有达到预期的血糖控制目标，这就需要在医生的指导下，合理地监测血糖，并且灵活、适量地调整胰岛素的注射剂量。

1. 正常情况下，每增加 1 个单位的胰岛素，往往会使血糖降低 2.8 毫摩尔 / 升。如果你的某一餐血糖值为 16.8 毫摩尔 / 升，离 7.8 毫摩尔 / 升的目标值差太多，需要将第二天这一餐前的胰岛素增加 2 ~ 3 个单位。

2. 血糖值若是低于 2.9 毫摩尔 / 升，或者出现了头晕、心慌等低血糖反应，则需要从小剂量开始逐渐减少胰岛素的剂量。一般来说，每 3 ~ 5 天调整 2 ~ 4 个单位的胰岛素。

3. 低血糖症状在加餐时有所改善，在下次就餐时需要继续注射胰岛素，同时可以适当减少胰岛素的用量，但是同样需要按时监测血糖水平。

4. 根据血糖浓度调整餐次的胰岛素。

★夜间或空腹血糖过高或过低，可以调整睡前或晚餐前的中效胰岛素的剂量。

★早餐后血糖过高或过低，可以调整早餐前短效胰岛素的剂量。

★午餐后血糖过高或过低，可以调整午餐前短效胰岛素的剂量，或者调整早餐前的中效胰岛素的剂量。

★晚餐后血糖过高或过低，可以调整晚餐前短效胰岛素的剂量。

第十五，胰岛素注射时的五个细节

每一种胰岛素的注射方法都会有一套完整的说明书，注射前一定要仔细阅读。这里，我给大家强调几个重要且常见的胰岛素注射细节。

※细节1：等酒精干了再注射胰岛素

皮肤消毒后，酒精若是还没有干就注射胰岛素，那酒精有可能会从针眼带到皮下组织，容易引起疼痛不适。

※细节2：针刺不可太深，适中最好

胰岛素注射深度要适中。如果进针太浅，只扎到表皮层，胰岛素吸收减慢，不利于血糖控制；但进针若是太深，药液一旦进入肌肉甚至静脉内，不仅会增加疼痛感，还可加快胰岛素的吸收速度，容易出现低血糖的风险。

※细节3：注射角度同样重要

注射角度一般需要根据针头长短与患者的体型来判断。

◎用长针头注射胰岛素，多半需要捏起皮肤，按照45度的角度进行注射，增加皮下组织的厚度，避免胰岛素被注射到肌肉层。

◎用短针头注射胰岛素，就不需要捏起皮肤，90度垂直进针即可。

◎另外，越胖的患者，注射角度越要垂直。

特别提示：注射时不能轻易改变针头的注射角度！

※细节4：注射完及时卸下针头

胰岛素注射后，要及时卸下针头，否则容易增加生物污染的风险，而且温度一旦发生变化，药液极有可能会流出或使空气进入，反而会使胰岛素的浓度发生改变。另外，使用前，最好要按照规定正确帮助针头或笔芯排气。

※细节5：针头不可重复使用

一个针头不能反复使用，因为长时间使用一个针头，容易使针头钝化、倒钩等，会增加注射时的疼痛不适，而且容易产生脂肪增生、皮肤硬结，从而影响胰岛素吸收，还会增加感染及断针的可能性。所以，安全起见，糖尿病患者务必要记住"一针一换"的使用原则。

第十六，漏打胰岛素怎么办

对于糖尿病患者来说，尤其是 1 型糖尿病患者，使用胰岛素是长期的事情，按时注射胰岛素对控制血糖非常重要。但也有不少糖尿病患者会忘记注射，甚至有可能会打错了胰岛素。

这时候，应该怎么办呢？有没有补救办法？

🖥 漏打餐前的速效胰岛素

1. 餐中或餐后半小时内想起来漏打：立即原量补打，或在这个剂量的基础上减少 1～2 个单位。

2. 餐后半小时以上，或过了 2 小时想起来漏打：保持原来的运动强度，将漏打的胰岛素剂量减半补打。

3. 如果已经过了很长时间，临近下一餐餐前，暂不补针，应先测血糖，再根据情况在下一餐的餐前胰岛素剂量基础上与追加量一起注射。

🖥 漏打餐前的短效胰岛素

1. 餐中或餐后 15 分钟内想起来漏打：立即原量补打，或在这个剂量的基础上减少 1～2 个单位。

2. 餐后 15 分钟以上，或过了 2 小时想起来漏打：保持原来的运动强度，将漏打的胰岛素剂量减半补打。

3. 如果已经过了很长时间，临近下一餐餐前，暂不补针，应先测血糖，再根据情况在下一餐的餐前胰岛素剂量基础上与追加量一起注射。

4. 用短效胰岛素的，如果家里同时备有速效胰岛素，可立即补打速效胰岛素，要比短效相应减少 1～2 个单位。

🖥 漏打混合型胰岛素

1. 餐中或餐后漏打：可以立即补打，监测血糖，必要时加餐。

2. 如果已经过了很长时间，临近下一餐餐前：先测餐前血糖，如果血糖超过 10 毫摩尔/升，可以临时注射一次短效或速效胰岛素。如果这时你家里又没有短效或速效胰岛素的，只能打一个小剂量的预混胰岛素，撑到下次打针的时候。但一定不能把早晚 2 次的预混胰岛素叠加在一起注射。

第十七，关于胰岛素的常见疑问

※疑问1：血糖升高，胰岛素一定要加量吗？

胰岛素并非用得越多，血糖就降得越多。有时，胰岛素用得太多，不但不能提高降糖效果，反而会使血糖升高，甚至会产生比较严重的餐前低血糖风险。所以，如果使用了胰岛素，血糖指数还是偏高，建议先去医院做详细检查，按照医生的意见调整药物或者调整胰岛素的使用量，不可自行加量注射。

※疑问2：注射了胰岛素，还能换成口服降糖药吗？

这得分情况而定：对于1型糖尿病患者来说是不能更换的，对于2型糖尿病患者来说可以根据治疗效果合理更换。

如果2型糖尿病患者在使用胰岛素之后，胰腺功能有了明显的恢复或好转，病情得到了控制，还改善了其他感染或创伤类疾病。这时可以考虑停止胰岛素的使用，重新使用口服降糖药来继续治疗。

※疑问3：胰岛素使用过程安全吗？

使用胰岛素同样会出现一些突发状况，比如低血糖反应、视力模糊、胰岛素水肿、皮下脂肪萎缩，甚至产生胰岛素抗体等。一旦发生这些问题，需要及时就医，听从医生的建议，合理地调整用药品种及用药量。

※疑问4：外出旅游，胰岛素怎么带？

◎不能把胰岛素放在阳光直射的地方，因为胰岛素在阳光下暴晒2小时左右就会失效。

◎坐飞机旅游的话，胰岛素不能放在行李箱中托运，因为长时间的震荡会让胰岛素失效，一定要随身携带。

◎可以将胰岛素装在专用的胰岛素保护袋或胰岛素冰袋中，到达目的地后再放入冰箱冷藏保存。

◎为防止意外的发生，最好准备好备用的胰岛素，避免到时候没得用。

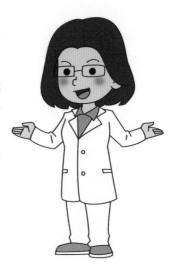

第十八，你知道胰岛素泵吗

注射胰岛素，毕竟一天要打好几个针，难免苦恼。有不少皮下注射4次胰岛素的患者，就经常会提及一个问题：能否把皮下胰岛素注射改为胰岛素泵治疗？

胰岛素泵是什么

通俗地讲，胰岛素泵就是一种和以前呼机大小相似的仪器，这种仪器主要用来输注胰岛素，它可以很精确地输注胰岛素，精确到每小时输注0.1单位或0.05单位，患者不再通过注射器或注射笔来皮下注射胰岛素。

胰岛素泵要把胰岛素输注到皮下，需要通过一个软管。根据佩戴胰岛素泵的位置不同，软管的长度不一。软管一端接着胰岛素泵，另一端连接一个软针埋入皮下，用胶带固定。胰岛素通过管路、软针直接输注至皮下。胰岛素泵可以长期使用，但胰岛素输注管路，也就是软管，需要一周更换1次。

胰岛素泵的优、缺点

【优点】

★胰岛素泵通过按键控制胰岛素经软管输注至皮下，不需要注射，比较方便。

★患者在进餐方面具有更多的选择性，如果用注射笔皮下注射胰岛素，注射后一定时间内必须进食，否则会出现低血糖，胰岛素剂量也要固定。使用胰岛素泵者就方便很多，可以根据进餐情况选择不同的胰岛素注射方式，单次大剂量或多次大剂量，更有利于时间过长的进餐方式后的血糖控制。

★使用胰岛素泵可以减少胰岛素的使用量，更有利于体重的控制。

【缺点】

★佩戴胰岛素泵的患者，需要花一定的时间来学习，比如按键操作。

★胰岛素泵有一个埋在皮下的软管，如果软管过长，或者处理不好，可能会打结，这样会影响胰岛素的输注。如果软管打死结，胰岛素无法输注，会导致病情加重。

★胰岛素泵可以使进餐更加灵活，这可能使自制力比较差的患者进食过多，很容易导致体重增加。

★胰岛素输注软管另一端的软针埋在皮下，有些人对针头或橡胶过敏，出现局部的皮疹。

第十九，当出现"应激状态"时该如何

在治疗糖尿病的过程中，患者可能会出现拉肚子、感冒等身体不适。然而，糖尿病患者感冒的话，一旦出现发热症状，血糖很容易上升。对于某些正在进行药物治疗的糖尿病患者来说，一旦出现拉肚子不适，降糖药的功效会变得更强烈，有可能会引发低血糖。类似这样的情况，通常被称为"应激状态"，在临床上属于普遍存在的情况。

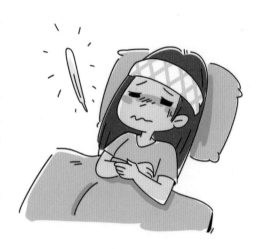

当我们的身体出现"应激状态"时，最有效的对策就是要与主治医生沟通，寻求医生的帮助。但是，如果此时无法即刻就医，还是得先采取一些应对办法来应急，再尽快就医。

紧急状况下的应急办法

应激状态	口服降糖药的患者	注射胰岛素的患者
确认身体状况	★每隔3~4小时测一次血糖与尿糖 ★记录发热、呕吐及其他身体不适的具体状况	
无法保证每日必需的食物摄入量的时候	★尽可能多摄入热量 ★确保用药量在一半以上	★尽量遵医嘱摄入热量，不用担心暂时的营养不均问题 ★尽量保证注射剂量不变
完全无法进食的时候	★停止服用降糖药	★如果实在无法保证食物的摄入，就减少注射剂量，不过不能少于正常注射剂量的一半
出现低血糖症状时	★努力摄入足够的热量 ★将用药量减少一半	★不要自行应对，尽快去医院就诊

针对正在注射胰岛素的患者来说，如果出现血糖上升的情况，应该这样应对：

1.餐前血糖值>8.3毫摩尔/升，比平时数值每高出6.25毫摩尔/升，就得增加2支速效型胰岛素的剂量。其他胰岛素的剂量也是这种方式增加。

2.随机血糖值>16.7毫摩尔/升，需要增加2~4支速效型胰岛素用量。其他胰岛素的剂量也是按照同样的方式增加。

第六章

综合疗法，阻击并发症

糖尿病对患者的损害是全方位、系统性的。换句话说，发现自己已经患有糖尿病之后，若是不能及时地将血糖控制在标准范围内，久而久之，代谢系统会开始紊乱，逐渐引起全身组织、器官受损，进而引发诸多并发症，比如神经病变、脑卒中、心血管疾病、肾脏病变、眼睛病变、血压与血脂异常等。如何阻击这些可怕的并发症，糖友们应该非常迫切地想要了解吧！

「疾病一旦发现我们露出弱点，立刻乘虚而入。」——达尔文

第一，糖尿病并发心脑血管病变

糖尿病并发心脑血管疾病，顾名思义，心、脑血管有病变，甚至周围的微血管也会发生病变，其中比较多见的就是脑卒中和冠心病。这种类型的病变发生悲剧的可能性最大，所以糖尿病患者更应该高度重视起来，重点预防，及早治疗，积极地应对。

※自觉症状

面部或一侧肢体突然感觉无力、麻木。

口角歪斜，一侧肢体不能动弹。

眼睛突然出现视物不清，甚至失明。

突然言语不清，甚至不能说话。

没有任何征兆地出现喝水呛咳问题。

不能听清他人说话或不能明白他人说话的意思。

头痛，甚至呕吐。

突发眩晕，站立不稳，甚至晕倒。

胸闷、心悸、胸痛、憋气等。

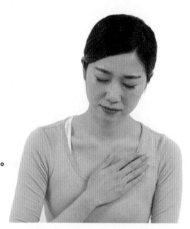

※发病原理

血糖一直居高不下，红细胞膜与血红蛋白糖化，血管内皮细胞容易缺血、缺氧甚至发生损伤，大量的内皮素就会释放出来，血管收缩与扩张也会变得不协调，血小板开始凝聚，脂质在血管壁也会开始沉积，血糖、血脂、血压逐一出现问题，心脑血管病变慢慢地靠近。

※对症施治

不要过量服用降糖药物或注射胰岛素，要将血糖控制在一个合理范围内，避免出现低血糖的情况，因为低血糖会导致心跳加速，加重心脏负荷或心肌缺氧，这反而会加重心脑血管病情。

饮食与运动方面，都要以保护心脑血管为主，合理地控制热量，科学地进行运动，保持理想体重，有针对性地应对心脑血管疾病。

※重在预防

1.积极地控制血糖、血脂与血压，定期检测血糖、血压、血脂、体重、心电图、脑血流图等。

2. 重视各种先兆不适，如胸闷、憋气、心慌、出汗、胸痛、头晕、肢体麻木、性格反常、一侧肢体功能障碍等，及时就诊，尽早地进行干预治疗。

🤖 合理饮食，保护血管

糖尿病并发心脑血管病变，与饮食营养有一定关系，重视合理的膳食是保护心脑血管的重要举措之一。

【饮食原则】

1. 多吃标准面粉、玉米、小米、燕麦等富含植物纤维的食物，有利于促进肠胃蠕动，帮助排泄大量的胆固醇，保护心脑血管。

2. 多吃富含不饱和脂肪酸的食物，比如海鱼，有利于促使胆固醇氧化，降低血浆胆固醇，延长血小板凝聚，抑制血栓的形成，有效地预防心脑不适的发生。另外，海鱼往往还富含亚油酸，对增加微血管弹性、预防血管破裂有益。

3. 多吃富含蛋白质的食物，尤其是大豆所含的植物蛋白，鱼类所含的动物蛋白，要搭配着每周食用 2 ~ 3 次。

4. 多吃高钙、高钾、低钠的食物，比如土豆、芋头、茄子、海带、莴笋、冬瓜、牛奶、酸奶、芝麻酱、虾皮、绿色蔬菜等，对血管有保护作用。

食物种类	宜吃食物	忌吃食物
果蔬类	草莓、橄榄、苹果、梨、石榴、青椒、洋葱、白萝卜、冬瓜、空心菜等	香蕉、葡萄、黑枣、枇杷、柿子、金橘、桂圆、荔枝、甘蔗、菱角、甜瓜等
谷豆类	燕麦、玉米、黑米、荞麦、大豆、豆腐、豆浆、小米等	油豆腐等
肉蛋奶类	驴肉、鸽子肉等	狗肉、鹅肝、猪肝、蛋黄等
水产、菌菇类	鲤鱼、金枪鱼、鳕鱼、香菇、猴头菇、黑木耳、银耳、紫菜、海带等	鲅鱼、蟹黄等
饮品类	枸杞子茶、灵芝茶、葛根茶等	浓茶、咖啡、烈酒、碳酸饮料等
其他类	蒜、板栗、莲子、核桃等	干辣椒、芥末、奶油、糖果、辣酱等

洋葱炒黑木耳

材料 黑木耳、胡萝卜各50克，洋葱100克。

调料 盐适量，生抽、鸡精、植物油、葱花各少许。

做法

❶ 黑木耳用温水泡发，洗净根部杂质，摘成小朵，入沸水中氽烫3分钟左右；洋葱洗净，切大块；胡萝卜去皮，洗净，切片。

❷ 热油锅，下入洋葱块大火爆炒，炒出香味，加入胡萝卜片、黑木耳继续翻炒，调入盐、生抽翻炒片刻，加入鸡精拌匀，撒上葱花即可。

食用 佐餐食用，每日1次。

【专家说】黑木耳入沸水中氽烫一下，不仅是为了去除杂质与异味，同时还能使之后的调味更容易入味，减少用盐量，稳定血糖。

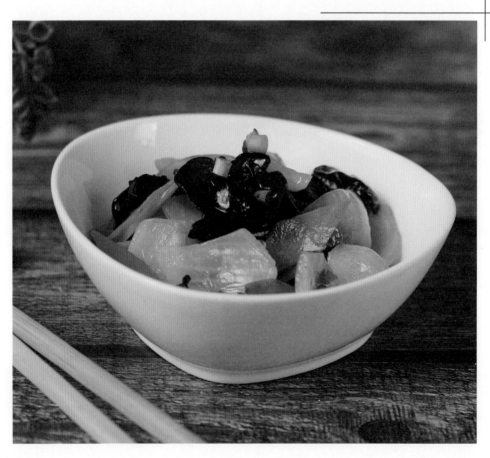

洋葱富含磺脲丁酸物质，可以促进细胞对糖分的利用，从而有效降低血糖。洋葱还含有前列腺素A，具有扩张血管、降低血液黏稠度的功效，能起到降血压、减少外周血管和增加冠状动脉的血流量的作用，从而预防血栓的形成。经常食用对糖尿病、高血压、高脂血症以及心脑血管疾病患者都有保健作用。

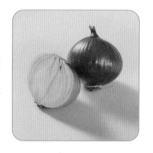

|其|他|菜|谱|推|荐|

1 洋葱炒丝瓜

洋葱150克，丝瓜300克，生姜丝、蒜片、植物油各适量，盐少许。洋葱洗净，切块；丝瓜去皮，洗净，切块。爆香生姜丝、蒜片，将洋葱块与丝瓜块入锅快炒，调入盐拌匀，佐餐食用。

2 醋泡洋葱

洋葱1个，糙米醋半瓶，空玻璃瓶1个。将洋葱洗净，去皮，切成薄条，掰散；将切好的洋葱条倒入准备好的玻璃瓶内，倒入糙米醋，使醋刚好没过洋葱条即可，加盖后放入冰箱冷藏3日即可。

3 洋葱拌西蓝花

红豆50克，西蓝花、洋葱各100克，橄榄油3克，柠檬汁、盐各少许。将红豆浸泡在水中2小时左右；洋葱剥皮，洗净，切丁，泡水；用橄榄油、盐、柠檬汁调成汁；西蓝花洗净后切成小朵，放入沸水中汆烫至熟，捞出，过凉水，备用；红豆入锅煮熟，备用；洋葱沥干水分后放入锅内，加入西蓝花、红豆，倒入调味汁拌匀即可。

实用便利贴

★选择洋葱时，应该以球体完整、没有裂开或损伤、表皮完整光滑为佳。
★对于糖尿病患者来说，降糖的同时还得保护心脏与血管，生吃洋葱效果最好。
★如果洋葱炒着吃，最好时间不要太长，避免洋葱的有效成分挥发掉。

🚇 轻微运动，注意幅度

心脑血管患者不是不能运动，而是要进行适当的运动。运动量若是太少，会造成血流缓慢，血脂会慢慢升高，不利于维持心脑血管健康。而运动量过大，则会刺激神经和血管，导致心脑血管意外的发生。患有心脑血管疾病的糖尿病的人最好根据自身的健康状况来选择适合自身体质的运动。

★最适合缓慢的全身运动，比如散步、快走、打太极，甚至简单的器械运动，一定要保证运动轻微和缓，避免剧烈的跑步、骑车等运动。

★选择合适的运动时间。一大早不适合立即运动，因为刚睡醒，人体各个神经系统活力还不够，若是在这个时候进行锻炼，神经兴奋性容易突然增高，诱发心脑血管疾患。一般早上 8 ~ 9 点最适合出门锻炼了，因为此时阳光充足，还不会被阳光刺激眼睛而产生不适。冬季更应该注意，太阳升起后再去锻炼，避免机体突然受到寒冷刺激而发生心脑血管意外。

★把控运动量也很重要，每次锻炼不超过 40 分钟，要坚持每天锻炼。

★锻炼结束后，别忘了及时地监测自己的血压与血糖。

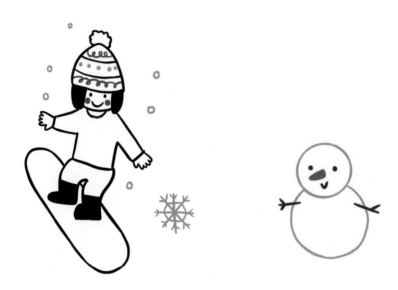

🚇 这些细节也要注意

糖尿病并发心脑血管疾病者最好控制好自己的情绪，避免过度紧张，以免血管发生痉挛，既会导致血压值与血糖值急剧上升，又会因为血液突然变得黏稠而发生血栓意外。所以，这类患者最好保持稳定的情绪。

第二，糖尿病并发高血压

血糖与血压是相互影响的，所以，在糖尿病患者中，高血压的发病率相对来说也较高，而且年龄越大，并发高血压的可能性越大。糖尿病一旦并发高血压，对人体最大的威胁应该是大动脉粥样硬化的发生，进而引发心脑血管疾病。

※自觉症状

早期发病一般没有明显症状，偶尔会出现头痛、头晕、眼花、失眠等症状。时间久了，血压持续升高，可能会出现心、脑、肾等器官受损的危险。

※发病原理

心排血量、外周阻力大小均会影响人体血压的高低。当心排血量增加，外周阻力却没有任何变化时，血压往往会突然升高。当外周阻力突然增大，而心排血量或血容量却没有丝毫改变时，血压也会骤然升高。

血压升高的上述两种情况，糖尿病患者特别容易出现，所以糖尿病患者的血压也比较容易升高，并会引发严重的并发症。

血压一旦升高，还会加重糖尿病引起的损害，比如对小血管与肾脏的不利影响，至此恶性循环形成，血压与血糖不但难以控制，还有可能同时急速上升。

※对症施治

为了切断高血压与糖尿病形成的恶性循环，关键就得有效地控制血糖，尽量改善机体组织对胰岛素的敏感性，同时有效地控制血压，使血压恢复到正常范围内。

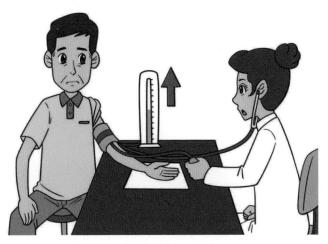

合理饮食，稳定血糖与血压

糖尿病并发高血压患者不能忽视日常饮食对血糖及血压的影响，不科学的饮食多半会影响疾病的控制，而科学合理的饮食肯定能够帮助控制并稳定病情。

【饮食原则】

1. 控制总热量的摄入，保持标准体重。

◎糖类的摄入占总热量的 50% 左右即可，主食可以多选择一些不易升高血糖的全谷类与粗粮食物，比如全麦粉、荞麦、燕麦、玉米等。

◎蛋白质的摄入占总热量的 15% 左右即可，其中富含优质蛋白质的瘦肉、鱼肉、蛋类、奶类等可以适当多吃些。

◎不吃脂肪和油脂含量高的食物，不用烟熏、油炸、油煎等烹调方式做菜。有条件的话，可以选用橄榄油、茶油等高油酸油脂。

2. 多摄入富含膳食纤维的食物，每日蔬菜的摄入量应不少于 500 克。

3. 水果要根据患者的尿糖与血糖的控制情况而定，尿糖不超过 3 个加号，空腹血糖不超过 11 毫摩尔/升，又没有并发酮症酸中毒，可少量食用一些新鲜的水果。

4. 少盐、清淡为主，不要吃用盐腌制过的食物，每日的摄盐量不要超过 5 克。

食物种类	宜吃食物	忌吃食物
果蔬类	柑橘、苹果、胡萝卜、芹菜、菠菜、荠菜、茼蒿、茭白、西红柿、木瓜等	葡萄、枇杷、沙果、柿子、金橘等
谷豆类	玉米、燕麦、大豆、绿豆、红豆等	加碱或发酵粉、小苏打制作的面食和糕点等
肉蛋奶类	瘦牛肉、瘦猪肉、鸡肉、蛋白、脱脂牛奶等	肥肉、香肠、动物内脏、蛋黄、松花蛋、全脂牛奶、全脂奶粉等
水产、菌菇类	海蜇、海参、青鱼、带鱼、鲫鱼、银耳、海带、香菇等	鱼肝、鱼子、螃蟹、鱿鱼、墨鱼等
饮品类	绿茶、玉米须茶、枸杞子茶、金银花茶、菊花茶等	浓茶、咖啡、烈酒、加工果汁等
其他类	花生油、大豆油、菜籽油、橄榄油、蒜等	咸菜、酱菜、胡椒、辣椒油、辣酱等

【菜谱推荐：芹菜连根一起吃】

豆腐芹菜汤

材料 豆腐 200 克，芹菜 100 克。

调料 盐和植物油各适量。

做法

❶ 将豆腐冲洗，切块；芹菜洗净，切段。

❷ 将豆腐块放入热油锅内，稍微煎一下，倒入适量清水，放入芹菜段，煮熟，加入盐调味即可。

食用 佐餐食用，每日 1 次。

【专家说】糖尿病并发高血压患者要控制油脂的摄入量，故芹菜最好先放沸水中烫一下再烹饪，有利于减少油脂。

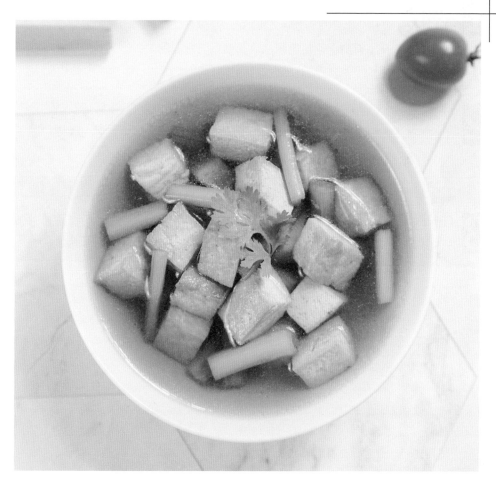

芹菜有诸多功效，其中降血压的功效几乎是人尽皆知的。芹菜中含有一种丁基苯酞类物质，能够镇静安神，属于镇静素的一种。人体血管平滑肌一旦自觉紧张，肾上腺素就会大量分泌出来，血压多半也会上升。而芹菜所含有的这种镇静素能够有效地抑制住血管平滑肌的紧张状态，控制肾上腺素的分泌，进而降低或稳定血压。而且，芹菜属于高钾食物，且富含膳食纤维，对稳定血压、血糖都有利。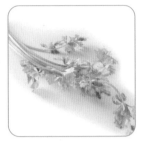

芹菜根富含维生素 P，有利于增强血管壁的弹性、韧性以及致密性，可有效地降低血压与血糖，并在一定程度上改善糖尿病并发高血压患者的睡眠状况。

|其|他|菜|谱|推|荐|

1 芹菜粥
芹菜（连根）120 克，粳米 250 克，盐少许。熬粥，每日早晚餐使用，连服 7 ~ 8 日，有利于改善糖尿病、高血压与冠心病。

2 芹菜荸荠汁
芹菜（连根）10 余棵，荸荠 10 个。放入电饭煲内煎煮，每日 1 次，每次 1 小碗，有利于降低血压与血糖，改善冠心病与动脉粥样硬化。

3 芹菜苹果汁
新鲜芹菜 250 克，苹果 1 ~ 2 个。榨汁，每日 1 杯，适用于糖尿病并发高血压引起的眩晕、头痛、脸面潮红等不适。

实用便利贴
★挑选：以根上泥土新鲜，叶子不蔫、不黄为佳。

★清洗：摘去不好的叶子，一根一根清洗，要反复清洗茎部，尤其要注意凹槽处。不建议浸洗，容易造成营养流失。

🚊 运动要简单，动作需缓慢

适量、适宜的体育运动，对于糖尿病并发高血压患者而言，不仅可以在一定程度上降低血糖值、促进胰岛素活性，还能增强心脏功能、增加血管弹性、积极地稳定血压及降低血压。

想要用简单运动来稳定或降低血糖与血压，就得根据个人兴趣或自身的身体状况来决定运动形式，其中散步、快步走、慢跑、太极拳等都适宜。最好每周坚持 3 ~ 5 次，每次持续 30 分钟左右。但还得量力而行，不可操之过急。当然，严重的高血压患者最好还是静养吧。

另外，为防血压急速上升或者血压波动不定，运动时最好规避一些"高危动作"，尽量保持动作缓慢，以免发生卒中、瘫痪甚至昏厥等意外。

★下蹲起立太突然

一般来说，下蹲起立可以有效地锻炼下肢肌肉群，并增强心脏的供血能力，调整呼吸系统功能。但对于糖尿病并发高血压患者来说，下蹲时多半会压迫到下腹部，不能保证足够深的呼吸，血液中也会有点缺氧，肌肉血管同时开始收缩，这多半就会使血压急速上升。若是下蹲之后又立刻起立，患者脑部的供血会突然减少，容易导致缺血性脑卒中的发生。

★低头弯腰太迅速

糖尿病并发高血压患者若是迅速地低头弯腰，血液就会一股脑地流向大脑，使脑部血压迅速增高。一旦脑血管弹性不佳，极易引发脑出血。

★改变体位过快

迅速地改变体位，血液多半不能妥善地分配到各处，容易导致大脑供血不足，引起头晕、眼花等不适。糖尿病并发高血压患者本身的血管弹性就不是很好，心脏适应能力也不太好，若是血容量与血液之中含氧量都不足时，体位一旦变化得太快，极易引发卒中等严重问题。所以，高血压患者在变换体位时，动作务必缓慢些、幅度尽量小一些。

🚊 这些细节也要注意

★保持情绪稳定，不要让自己过度兴奋或者异常激动，防止血压及血糖上升太快，加重病情。

★平时生活中不要突然用力或用力过猛，以免血压、血糖急速上升，诱发心绞痛、头晕等不适。

第三，糖尿病并发高脂血症

糖尿病容易引发血脂异常，主要表现为甘油三酯、总胆固醇、低密度脂蛋白胆固醇水平升高，对动脉粥样硬化的发生与发展有直接影响，而且容易进一步诱发心脑血管病变。这类患者目前已经逐渐趋于年轻化，早期症状还不明显，很容易漏诊或者直接被忽视，日常生活中还得从细节处入手，多多留意。

血脂四项参考范围

检查项目	正常值参考范围
总胆固醇	3.50~5.60毫摩尔/升
高密度脂蛋白胆固醇	0.83~1.96毫摩尔/升
低密度脂蛋白胆固醇	<3.12毫摩尔/升
甘油三酯	0.40~1.70毫摩尔/升

※自觉症状

◎轻度高脂血症，一般没有任何不舒服的感觉，不容易被察觉。

◎较重的高脂血症，会出现头晕目眩、头痛、胸闷、气短、心慌、胸痛、乏力、口角㖞斜、不能言语、肢体麻木等症状。

◎甚至会引发冠心病、脑卒中等严重的心脑血管疾患，同时会出现这些疾患的相应症状。

※发病原理

血糖长期居高不下，血液变得黏稠，大量的内皮素被释放出来，血管的收缩与扩张均受到了影响，血小板凝聚在一起，脂质在血管壁大量沉积，进而诱发血脂异常。

※对症施治

轻症高脂血症可以在不吃降脂药的情况下，先通过调整饮食、改变生活方式、加强运动等方式来调节血脂、血糖水平。若是比较严重，非吃降脂药不可，最好在医生的指导下正确选用药物。

合理饮食，调节血糖与血脂

饮食是影响人体血脂的重要因素之一，正常人吃过饭后血清脂质与脂质蛋白在成分与含量上多少都会产生一定变化。若是摄入过多的脂类食物，人体血液无法彻底溶解脂类物质，会形成一些乳糜微粒，甘油三酯也会有升高的迹象。可见，控制饮食就能控制血脂水平，也就能很好地预防或改善糖尿病并发高脂血症。

【饮食原则】

1. 控制总热量的摄入，使体重降低，尽量维持在正常体重范围内。

2. 胆固醇高的患者要严格限制动物脂肪的摄入，适当增加膳食纤维的摄入，促进多余胆固醇的排出。胆固醇轻度增高的患者每天摄入的胆固醇含量不要超过300毫克，而中度与重度胆固醇增高的患者每天摄入的胆固醇要更少一些，少于200毫克为宜。

3. 单纯性甘油三酯偏高者也要限制总热量的摄入，主食以谷类杂粮为主，适当补充蛋白质，但要以植物蛋白为主，增加维生素、膳食纤维的摄入量，烹饪时最好选用富含不饱和脂肪酸的植物油。

4. 低密度脂蛋白胆固醇异常者，每天胆固醇的摄入量也得少于200毫克，还不能吃高胆固醇食物，控制糖类的摄入，可以适当增加豆类及其制品的摄入。

5. 多吃富含镁的食物，比如粗粮、豆类、水产品等，帮助血脂恢复正常。

食物种类	宜吃食物	忌吃食物
果蔬类	木瓜、火龙果、苹果、猕猴桃、芹菜、黄瓜、南瓜、菜花、莴笋、洋葱、西红柿、马齿苋等	香蕉、葡萄、柿子、金橘、桂圆、杨梅、甘蔗、甜瓜等
谷豆类	燕麦、莜麦、红豆等	奶油蛋糕、豆制品等
肉蛋奶类	鸽子肉、猪瘦肉、蛋白、脱脂牛奶等	腊肉、动物内脏、肥肉、火腿、香肠、蛋黄、全脂奶粉等
水产、菌菇类	带鱼、沙丁鱼、黑木耳、银耳、香菇、海带、草菇等	鱼子、蟹黄等
饮品类	枸杞子茶、淡绿茶、葛根茶等	浓茶、咖啡、加工果汁、烈酒等
其他类	蒜、醋等	动物油、黄油、糖果、冰激凌等

烤西红柿茄子

材料 长茄子1根，西红柿100克，蘑菇50克，蒜30克，生姜15克，葱10克，芹菜末或香菜碎少许。

调料 米醋、酱油、盐各适量。

做法

❶ 长茄子洗干净，去掉头部，从中间竖着切成片，但底部不要切断。

❷ 西红柿洗净，切成薄片；蘑菇洗净，也切成薄片；蒜去皮，切成薄片。

❸ 把西红柿片、蘑菇片、蒜片塞到切开的茄子里，做成类似于扇子的形状。

❹ 把生姜、葱洗净，切碎，然后用压蒜器压出汁，接着把葱姜汁跟米醋、酱油、盐都放一个碗里拌匀，酱汁就做好了。

❺ 把茄子放进预热好的烤箱里，用175度烤40分钟左右。

❻ 把酱汁倒进锅里，加入少许水搅匀，等茄子烤好了就把汁浇到上面，撒点芹菜末或香菜碎。

食用 佐餐食用。

【专家说】茄子不要去皮，连皮一起烤可以保持茄子的原汁原味，不流失营养。如果怕不小心把茄子底部给切断，可以在茄子旁边放根棍子，等刀切到棍子上时就抽出来，这样底部就不会断开了。

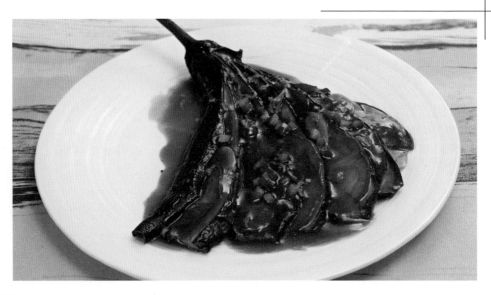

西红柿，最普通的蔬菜了，营养价值特别高，其含有的番茄红素，属于一种脂溶性生物类黄酮，与胡萝卜素一样，具有强大的抗氧化功效，能够快速地清除自由基，防止低密度脂蛋白受到氧化，有效地降低血浆内胆固醇的浓度，发挥明显的降低血脂功效。

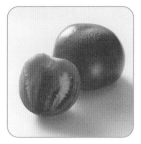

西红柿的降血脂功效不仅仅是因为它的番茄红素，还因为它所含的苹果酸、柠檬酸等有机酸，能够增加胃酸浓度，调整肠胃功能，有效地防治便秘，这就意味着体内多余的废物，比如脂肪、胆固醇能够顺利地排出，有效地降低血脂水平。西红柿还含有一定量的维生素P，能够保护血管，降低胆固醇，预防动脉粥样硬化及冠心病的发生。而且，西红柿的热量比较低，即使多吃几个也不用担心摄入太多热量而引起血糖升高。

|其|他|菜|谱|推|荐|

1 西红柿汁
西红柿 500 克。西红柿撕去外皮，切成小块，全部倒入榨汁机内，加入适量清水调匀，榨成汁即可。

2 西红柿苹果汁
西红柿 200 克，苹果 100 克，柠檬汁 30 克。将西红柿洗净，去皮，用榨汁机榨出果汁；苹果洗净，削皮，搅打成汁；将苹果汁兑入西红柿汁中，再加入柠檬汁调匀，冲入温开水即可。

3 洋葱炒西红柿
洋葱 100 克，西红柿 200 克，番茄酱适量，盐和植物油各少许。将洋葱、西红柿分别洗净，切块。热油锅，放入番茄酱翻炒变色，加水，调入盐调拌成汤汁，待汤汁煮开时倒入洋葱块及西红柿块翻炒片刻即可出锅。

📖 科学运动，血脂、血糖都不怕

适当的运动不仅可以降低血糖，还可有效地降低体内低密度脂蛋白胆固醇和甘油三酯的浓度，并使高密度脂蛋白胆固醇水平升高，能够有效地预防或改善血脂异常情况，对心血管有益。长期坚持下去，还可以改善血脂的结构，纠正人体脂质的代谢紊乱。

◎选择合适的时间进行运动。下午 4 ~ 6 点，人体内的代谢激素分泌最为旺盛，此时运动的话，可加速体内脂肪的代谢。另外，这个时间段里人体大脑皮质兴奋点比较集中，对外界的应激反应最强，肌肉活动的协调性与敏感性最好，能够使机体快速地进入运动状态。

◎控制好运动时间与运动强度。糖尿病并发高脂血症患者应选择强度较低的运动量，不可急于求成，要循序渐进，最好以自身感觉略疲劳为度。若是出现了呼吸费劲、头晕眼花、面色苍白等不适，必须立即停止运动。

◎糖尿病并发高脂血症者的脑血管本来就不是很好，不宜练倒立动作，否则极有可能会加重血管的负担，容易引发脑出血。

📖 这些细节也要注意

★大多数糖尿病并发高脂血症者都会承受过重的压力，身心俱疲，血管也跟着紧张起来，血脂根本控制不住。首先，压力太大，人体容易产生过多的脂肪酸与葡萄糖，肝脏分泌较多的低密度脂蛋白，血液中低密度脂蛋白含量升高，容易引发冠心病。其次，压力过大，人体清除胆固醇的能力也会变弱，血液中胆固醇含量就会明显增加。可见，释放压力，对糖尿病并发高脂血症者来说很重要。

★糖尿病并发高脂血症者科学减肥也很重要。肥胖者体内脂肪比较多，血液中脂质也会明显增加。若是体重下降比较明显，血浆中甘油三酯水平明显降低，血脂水平也会较容易控制住。

★糖尿病并发高脂血症患者最好能够保持排便通畅，及时将体内多余的胆固醇与脂质排出体外。比如每日早上 5 ~ 7 点属于大肠排毒时段，此时便意明显，肠道蠕动最快，可将绝大多数毒素排出体外。因此，早起若是感觉有便意，立即如厕。若是很难感受到便意，就每天蹲一蹲，对肠道具有刺激作用，能够产生排便反射。

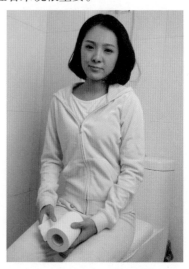

第四，糖尿病并发肾病

糖尿病肾病比较常见，是全身性微血管病变的一种表现形式。它主要是指糖尿病性肾小球硬化症，大多都是由血管受损引起的，病情比较严重，若不能及时诊治，有可能会发展成肾衰竭。

※自觉症状

◎持续性蛋白尿：肾小球滤过率下降，肾脏病变恶化，产生大量的蛋白尿。

◎水肿：早期糖尿病肾病患者一般不会水肿；当尿蛋白持续 24 小时都是 3 克以上时，水肿便会自觉出现，甚至是全身性水肿。

◎高血压：糖尿病肾病晚期，持续性蛋白尿的发生时间较长，多半就会伴随着高血压症状。而高血压的出现也会加速糖尿病肾病的恶化速度。

◎肾功能衰竭：糖尿病患者一旦出现肾损害，往往最终会发生功能衰竭，导致尿毒症等严重后果。

◎贫血：糖尿病肾病患者一旦恶化成氮质血症，就会产生贫血症状，而且即便补充铁剂也没有效果。

◎其他症状：视网膜病变、心力衰竭、膀胱炎等问题也会随即出现。

※发病原理

1. 糖尿病患者本身就得限制糖类的摄入，若是日常生活中摄入蛋白质过量，则容易造成蛋白分解产物负荷过重，给肾脏带来更大的麻烦。

2. 糖尿病患者脂质代谢存在一定问题，动脉容易发生硬化，也就有可能造成尿微量蛋白问题，这就是肾受损的表现形式。

3. 血糖长期居高不下，毛细血管通透性增强，血浆蛋白容易外渗，这就容易造成毛细血管基底膜严重受损，进而造成肾脏组织萎缩，产生或加重肾脏的病理损害。

※对症施治

针对糖尿病肾病这种复杂的情况，最好还是要先控制住血糖，稳定糖尿病病情。然后在这个基础上搭配饮食、运动等生活方式调养来积极地应对肾病引起的水肿、高血压等不适。甚至可以在医生的正确指导下，合理地使用药物治疗，减轻肾病患者的蛋白尿，调节免疫系统。还得保护好我们的肝脏，促进肝脏白蛋白的合成，提高人血白蛋白的浓度，避免肾脏受损或进一步受损。

🛡 合理饮食，保护肾脏

糖尿病肾病患者最重要的饮食调养原则是：限制蛋白质与钠的摄入，同时还要保证能量的适当摄入。这样可以减轻肾脏压力，减缓肾病的发展，提高生活质量。

【饮食原则】

1. 控制每日蛋白质的总摄入量，减少肾脏受损。首先，找准基数，即 0.6 ~ 0.8 克 / 千克标准体重；然后在限量范围内提高优质蛋白的比例，最好使优质蛋白占总蛋白摄入量的一半以上。若是糖尿病肾病发展到晚期，最好用玉米淀粉、红薯淀粉偶尔代替大米与面粉，这样能够控制热量摄入。

2. 在坚持低蛋白饮食的基础上，保证热量的充足供应，每天应该摄入 30 ~ 35 千卡 / 千克体重的热量，以便维持正常生理需要。

3. 肾功能正常的情况下，糖类的供应应该占总热量的 60% 左右。肾功能有所下降的话，可适当增加糖类的比例。

4. 脂肪摄入不宜过高，约占总热量的 20% 即可。尽量选择富含不饱和脂肪酸的植物油，比如橄榄油、玉米油等。

5. 若是出现了水肿、高血压、尿量减少等情况，最好采用低盐少钠的饮食，每天摄入盐的量控制在 5 克以下。

6. 若是发展到尿毒症等严重并发症时，喝水也不能太多，每日的摄水量应该是前一日排尿量加上 500 毫升。

食物种类	宜吃食物	忌吃食物
果蔬类	樱桃、无花果、柚子、柠檬、西瓜、荠菜、南瓜、苋菜、西葫芦、青椒、白萝卜、冬瓜、山药等	红枣、香蕉、桃、甜瓜、莴笋、韭菜、菠菜、香菜等
谷豆类	薏米、荞麦、小米、红豆等	红薯等
肉蛋奶类	猪瘦肉、蛋白、脱脂牛奶等	腊肉、鹅肝、猪肝、咸鸭蛋、松花蛋等
水产、菌菇类	鲫鱼、黑鱼、香菇、鲤鱼等	无
饮品类	枸杞子茶、山药粉茶、玉米须茶等	浓茶、咖啡、加工果汁、酒等
其他类	核桃、玉米油、蒜、橄榄油等	干辣椒、芥末、咖喱、酱菜、咸菜、巧克力、果脯等

【菜谱推荐：山药煮粥喝】

山药薏米粥

材料 山药 60 克，薏米 30 克，大米 100 克。

调料 盐少许。

做法

❶ 将薏米和大米分别洗净；将山药去皮，洗净，切成片。

❷ 将薏米、大米倒入锅中，加入适量的清水，大火煮沸后改成小火煮成粥。

❸ 半熟时加入山药片煮熟，调入盐拌匀即可。

食用 早餐食用，每周 3 次。

功效 山药是利尿消肿的不错食材，煮粥的话，调味料使用较少，保证低盐、控制热量的情况下，还能很好地消除水肿、稳定血压，特别适合糖尿病并发肾病患者。

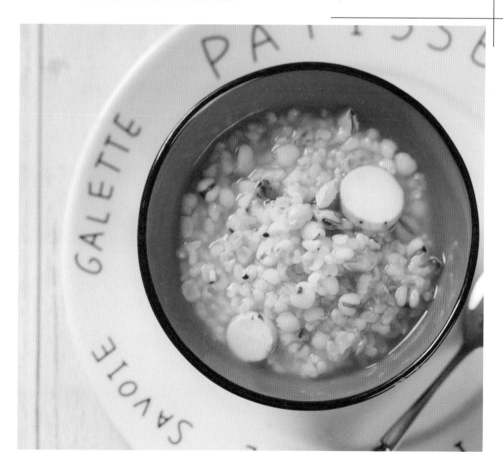

山药，所含的黏蛋白对空腹血糖与餐后血糖有很好的控制效果。山药还可预防心血管系统的脂肪沉积，保持血管弹性，减少皮下脂肪堆积，预防动脉硬化与肥胖症的出现。

山药还有利尿的作用，有利于排出体内多余的水分及钠，有效地改善糖尿病肾病患者的水肿不适，尤其适合老年糖尿病患者。

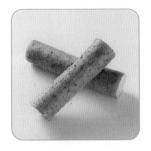

|其|他|菜|谱|推|荐|

1 山药扁豆粥

山药60克，白扁豆、莲子各30克，大米100克，盐5克。将白扁豆、莲子、大米分别洗净；将山药去皮，洗净，切块或切片。将白扁豆、莲子、大米倒入锅中，加适量清水，大火煮沸后改成小火煮粥。半熟时加入山药煮熟，调入盐拌匀即可。

2 山药拌苦瓜

山药、苦瓜各70克，香油、姜片、葱段、料酒、生抽、盐各适量。先将山药去皮，切薄片；苦瓜去瓤，洗净后切片。将山药片、苦瓜片、料酒、姜片、葱段放入锅中，加水，用中火煮熟，捞出苦瓜片、山药片，待凉后，加入盐、生抽、香油拌匀即可。

实用便利贴

★挑选：无论是毛山药还是光山药，都应以干燥、质坚、粉性足、颜色洁白为佳。其中，光山药的躯干挺直且匀称，表面较为光滑，且两端比较齐平；毛山药则稍显弯曲和扁，表面略发黄，表面起皱，两端也不齐。

★保存：山药应置于干燥且通风较好的地方储存，以防霉变和虫蛀。

★新鲜的山药含糖量稍微偏高，一次不宜食用太多，应注意计算它的热量，并减去相应的主食量。

🖥 有些人不适宜运动

肾功能不全的糖尿病患者控制血糖时有必要进行适当且合理的运动，尤其是早期轻度的肾功能不全者，若是血糖控制得比较稳定，就能在一定程度上预防或改善病情。

但是，糖尿病肾病患者进行运动疗法时，一定要控制好运动强度与运动时间。若是有以下几种情况最好还是不要运动了吧。

◎持续大量的蛋白尿。

◎长时间反复水肿。

◎血压控制不好。

◎严重的肾功能不全。

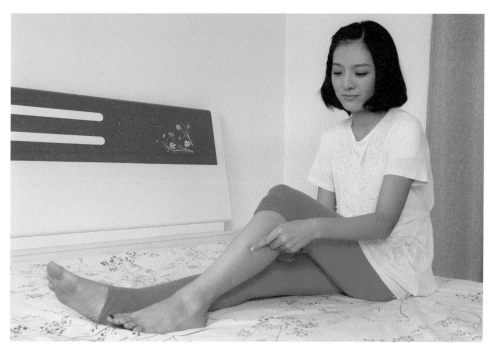

🖥 这些细节也要注意

★避免使用损伤肾脏的药物。肾功能不全者最好不要轻易服用那些能够促进肾脏排泄的药物。

★控制其他代谢异常。这类患者容易发生血液凝固，所以需要积极地控制血脂异常、痛风、高胰岛素血症以及肥胖症等。

★最好能够戒烟，因为吸烟会增加糖尿病肾病的发生概率。

第五，糖尿病并发痛风

体内代谢出现异常不仅会引起糖尿病，还会引发痛风。也就是说，糖尿病往往与痛风结伴而行。痛风主要就是嘌呤代谢异常出现的一种疾病，经常间歇性且反复发作。这类患者除了具有糖尿病的典型症状，还会出现关节不适等痛风症状。

※自觉症状

痛风是会反复发作的，疼痛不适也不会一直存在，偶然会进入一个间歇期，患者会感觉没有任何痛苦，但这只是痛风的早期表现。随着疾病的恶化，间歇期会越来越短，发作期越来越长，受累的关节越来越多，每次发作的痛苦也会越来越难以忍受。

※发病原理

痛风与肥胖、血脂异常、2 型糖尿病等代谢疾病并存，医学上统称为代谢综合征。说白了，痛风的发生不是平白无故的，大多与代谢性综合征其他疾病密切相关。

致病因素	致病原理
肥胖症	◎肥胖者体内内分泌系统紊乱，酮体会生成过多抑制尿酸排泄的物质，最终形成痛风。 ◎肥胖者吃得比较多，嘌呤代谢必然会加速，有可能使血尿酸浓度增高，形成痛风。
糖尿病	◎过高的血尿酸会使胰腺细胞受损，诱发糖尿病。 ◎有一些痛风患者体内会存在胰岛素抗体，进而使糖尿病病情加重。
血脂异常	甘油三酯含量比较高，会降低肾脏对尿酸的排泄功能，引发痛风
高血压	高血压患者血尿酸高可能与肾脏血流量减少、肾脏排泄尿酸能力下降等有关

※对症施治

痛风属于终身性疾病，一旦缠上身，便难以摆脱。在日常生活中，我们要纠正不良的生活习惯，养成正确的饮食习惯与运动习惯，才能有效地控制痛风。但并不是所有的痛风患者都可以不用吃药就能合理地控制病情，如果饮食与运动疗法已经难以控制病情，不能治疗并发症时，就该合理运用药物治疗了。

🍴 低嘌呤饮食，缓解痛风

在日常生活中，若是想要预防与缓解痛风不适，首先要做的就是明确饮食原则、调整饮食结构、合理地选择降低尿酸的食物，并巧妙地搭配这些食物。

【饮食原则】

1. 少吃，减少脂肪含量的摄入：肥胖是痛风及糖尿病产生的重要原因，故在日常饮食中要尽量减少进食量，避免肥肉、油炸、煎炸类食物。

2. 合理摄入蛋白质与脂肪：蛋白质可根据体重按照比例来摄取，1千克体重应摄取 0.8 ~ 1 克的蛋白质，并以牛奶、鸡蛋为主。如果是畜肉等，应该煮熟后去汤食用，避免吃炸肉或卤肉。

3. 多喝水，排泄尿液：每天喝水 2000 ~ 3000 毫升，可以通过尿液排出体内尿酸，还可降低尿液中尿酸的浓度，达到预防尿道结石，缓解痛风不适的功效。

4. 不要饮酒：酒中含有乙醇，可直接加快人体内嘌呤的合成速度，使其增加；乙醇还能导致人体乳酸合成增加，从而抑制肾脏排泄尿酸的功能，容易引发泌尿结石。另外，某些酒类在制作过程中会产生大量的嘌呤，对痛风患者来说是极为不利的。

5. 不要喝碳酸饮料：研究显示，每周喝碳酸饮料 6 杯以上者，痛风的复发概率会增加 29%；每天喝软饮料 2 杯左右，痛风的复发概率会增加 85%；每天喝饮料只有一杯者，痛风的复发概率会增加 45%。也就是说，糖尿病并发痛风患者严禁喝饮料。

6. 不要吃海鲜、动物内脏：这些食物中的嘌呤含量很高，容易引起痛风。

嘌呤含量很少，或者基本不含嘌呤的食物　（每100克含量＜50毫克）

谷薯类	大米、小米、糙米、大麦、小麦、燕麦、玉米、面条、馒头等
蔬菜类	白菜、卷心菜、空心菜、芹菜、菠菜、茼蒿、黄瓜、苦瓜、冬瓜、南瓜、丝瓜、菜花、绿豆芽、青椒、胡萝卜、白萝卜、西红柿、洋葱等
水果类	橙子、桃子、苹果、梨、西瓜等
乳类	牛奶、奶粉、酸奶等
坚果类	葵花子、杏仁、栗子、莲子、花生仁、核桃仁等
其他	鸡蛋、海参、海蜇等等

【菜谱推荐：丝瓜蒸着吃】

蒸丝瓜

材料 丝瓜 350 克，水发粉丝 150 克，红椒 50 克。

调料 蒜末、生姜末、植物油各适量，料酒各少许。

做法

❶ 将丝瓜洗净，去皮后切成段；红椒洗净，切碎。

❷ 热油锅，倒入生姜末、蒜末、红椒碎爆炒，倒入料酒，添入适量清水，炒一下，将酱汁倒出。

❸ 将步骤 2 的酱汁直接倒在丝瓜段上，入蒸锅，放入粉丝，盖上盖，中火蒸约 10 分钟即可。

食用 佐餐食用，每日 1 次。

【专家说】丝瓜是低嘌呤食物，蒸着吃可以少用油，减少了热量的摄入，适合糖尿病患者。

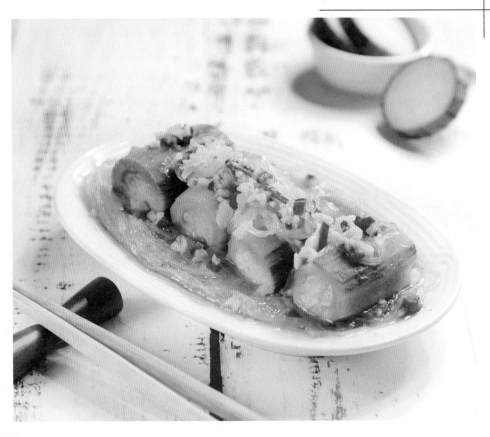

丝瓜中富含钙、磷、钾等矿物质以及皂苷类物质，属于低热量、低脂肪、低糖食物，特别适合糖尿病患者降低或稳定血糖时食用。

丝瓜还是低嘌呤之物，又能促进尿酸盐溶解，可以有效地防止其沉淀，积极地调节体内酸碱平衡，缓解痛风等不适。

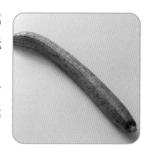

|其|他|菜|谱|推|荐|

1 丝瓜香菇汤

丝瓜100克，香菇25克，葱和植物油各适量，盐少许。将丝瓜去皮，切片；香菇放入清水中浸泡，捞出，挤干水分，切丝；葱洗净，切成葱花。热油锅，炒香菇丝，倒入清水，大火煮沸，加入丝瓜片稍煮，加入盐调味，撒上葱花煮熟即可。

2 洋葱炒丝瓜

洋葱150克，丝瓜300克，生姜丝、蒜瓣和植物油各适量，盐少许。将洋葱洗净，切小片；丝瓜去皮，切小片。热锅，爆香生姜丝、蒜瓣，倒入洋葱片与丝瓜片，大火快炒，调入盐即可。

3 桔梗丝瓜汤

桔梗100克，丝瓜400克，生姜、葱、盐、鸡精和植物油各适量。将桔梗洗净，切片；丝瓜去皮，洗净，切块；生姜切片；葱切段。热油，爆香葱段、姜片，加入水，大火煮沸，下入桔梗片、丝瓜块，将熟时加入盐、鸡精调味即可。

实用便利贴

丝瓜的瓜子中含有黑色素，一旦碰到高温，很容易变黑。但是，如果在炒丝瓜之前，撒上一些盐，稍微捏两下，然后用盐水泡一会儿，就防止变黑。或者在切完丝瓜后将丝瓜泡在水里，又或者在烹煮丝瓜时不要大力翻动它，都能让丝瓜不被氧化变黑。

运动时重点保护关节

这类疾病的患者，若是能够长期坚持运动，既可增加细胞对胰岛素的感受力，大大降低患病风险，还能改善血液循环，降低血液中脂类物质的含量，减少内脏中的脂肪含量，同时增加对人体有益的高密度脂蛋白的含量，淡化代谢综合征的危险因素，也就可以降低尿酸，改善并有效预防高尿酸血症或痛风的发生。

1.选择合适的运动：不仅要根据自身能力进行相应的运动，还得根据自身的兴趣选择自己喜欢的运动。要知道，一些老年人或体力较差的人即使步行 15 分钟都很困难，所以，选择运动疗法来抑制尿酸的升高时，一定要切记"只选对的，不选超标的"，适合自己的体力才是好的运动。

另外，兴趣是最好的老师，选择自己喜欢的运动才能坚持下去，否则只能半途而废，达不到控制尿酸的目的。

2.运动强度把握好：患者刚开始运动时，最好不要盲目追求高强度、高难度的运动项目，容易导致身心俱疲、骨折、关节受损等。不论是运动方式，还是运动强度都得量力而行，都得以自己的能力为前提。

打个比方，步行时最好以自己平时的速度进行，等到出了点汗，但觉得很舒服时，就说明达到了合理的运动强度。日复一日之后，患者可以根据自己的情况适当加快速度，一旦感觉有点累就得适当休息休息。长期坚持下去，患者就能很好地把握住运动强度了。

3.避免无氧运动：无氧运动只能消耗一定的糖类，几乎不动用脂肪，而且肌肉中的三磷酸腺苷会给血液输送大量的肌酐、次黄嘌呤等物质，不仅不利于尿酸的降低，反而会使血尿酸增高，并抑制肾脏对尿酸的排泄，加重痛风。所以，那些消耗过多体力、运动比较激烈、竞技性相对较强的运动，比如快跑、足球、篮球、滑冰、登山、长跑等，最好别轻易尝试。

这些细节也要注意

★啤酒本身的嘌呤含量并不是很高，但其中含有某种容易转变为嘌呤的物质，如鸟苷酸等，它进入人体代谢系统之后，啤酒就会摇身变成绝对的高嘌呤食物。这时，酒精开始在肝脏解毒，促进了核苷在肝脏的分解代谢，同样会增加尿酸的含量。所以，啤酒是一定不能喝的！

★糖尿病并发痛风患者可根据自己的尿量来调节饮水量，尿量则可使用量杯来掌握，并根据气候变化与生活习惯等来调整每日的饮水量。但是，若痛风并发肾功能不全时，则不宜过量饮水，容易造成水中毒、大面积水肿等不适。

第六，糖尿病并发眼病

糖尿病并发眼病，是比较多见的一种慢性并发症，对视力影响很大，最常见的病变当数糖尿病视网膜病变与白内障，甚至会导致失明。所以，糖尿病患者一定要特别留意视力问题，千万不要错过最佳治疗时机。

※自觉症状

1.视力下降：看东西模糊不清，视野缺损；眼底视神经水肿或萎缩等。

2.视物突然成双或斜视：视物成双，单眼或双眼同时发生斜视，伴有头痛、恶心、眼睑抬不起等。

3.眼睑突然发生变化：眼睑反复发作麦粒肿、睑缘炎等，而且久治不愈，多位于上眼睑内侧，双侧往往对称，轻微隆起等。

4.青光眼：眼底青光眼视神经损害。

5.球结膜发生变化：球结膜小血管扩张，管径不均匀，部分呈不规则状等。

※发病原理

糖尿病可影响全身各器官，与眼睛关系更为密切，可引起白内障、视网膜病变、青光眼、暂时性屈光不正、眼外肌麻痹等，其中视网膜病变最为常见。

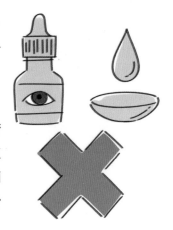

※对症施治

这类患者往往会出现视力障碍，但有时候这种情况只是暂时的，只要血糖恢复正常，视力也可以恢复正常。所以，当务之急还是要把血糖控制在理想范围内。然后征求医生的意见，看看是否需要进行手术治疗或干预。

※重在预防

预防糖尿病并发眼病，最关键的就是要做好定期检查。

1.对1型糖尿病患者来说，发现患病5年后，开始每年检查1次糖尿病的各种慢性并发症，尤其是眼睛病变。

2.对2型糖尿病患者来说，从发现得病后就开始每年检查1次糖尿病并发症。

🍲 合理饮食，保护双目

糖尿病眼病患者在饮食上要严格要求自己，不仅要控制每日摄入的总热量，还得多吃一些有益眼睛的食材。

【饮食原则】

1.限制主食量，但不能过分限制或者干脆不吃，否则容易造成饥饿状态而诱发低血糖不适。

2.多吃些对肝脏有益的食品，常见的主食有豆类、玉米面、荞麦面等；蔬菜应以绿叶菜为主，如白菜、芹菜、菠菜、小白菜等。

3.多吃富含维生素C的新鲜蔬菜，比如胡萝卜、黄瓜、西红柿等。科学表明，每天吃一个西红柿，能有效防止眼底出血。

4.多吃富含钙质的食物，比如牛奶。

5.多吃保护肝脏、明亮双眼的茶品，比如决明子茶、枸杞子茶、菊花茶等。

6.不要吃含糖量高的水果等。血糖如果控制较好，水果可以适当吃一些，但切忌过量，并且一定要算在每天的总热量中。

7.切忌辛辣食品，辣椒、生葱、生蒜等都是不宜多吃的。油炸食品也不宜多吃，容易引起血糖升高，导致病情加重。

食物种类	宜吃食物	忌吃食物
果蔬类	柚子、草莓、柠檬、苹果、猕猴桃、胡萝卜、南瓜、荠菜、西红柿、菠菜、白菜、白萝卜、生菜、黄花菜、圆白菜等	红枣、桂圆、杨桃、甜瓜、香椿等
谷豆类	玉米、荞麦、黑豆、大豆、豆浆等	油条等油炸类食物等
肉蛋奶类	鸽子肉、猪瘦肉、牛奶等	肥肉、动物内脏等
水产、菌菇类	黄鳝、牡蛎、青鱼、泥鳅、鳕鱼、银耳、黑木耳等	无
饮品类	枸杞子茶、菊花茶、决明子茶等	浓茶、咖啡、酒等
其他类	醋、香油、玉米油等	干辣椒、芥末、咖喱、酱菜、咸菜、巧克力、果脯、葵花子等

枸杞菊花粥

材料 菊花 10 克，枸杞子 15 克，大米 50 克。

调料 盐 2 克。

做法 将上述食材洗净，放入锅内，大火煮沸后改用小火煮粥，加入盐调味即可。

食用 温服，每日 1 次，连服 20 日。

【专家说】大米可以先浸泡1小时，口感更好，烹饪时间也会更少些。

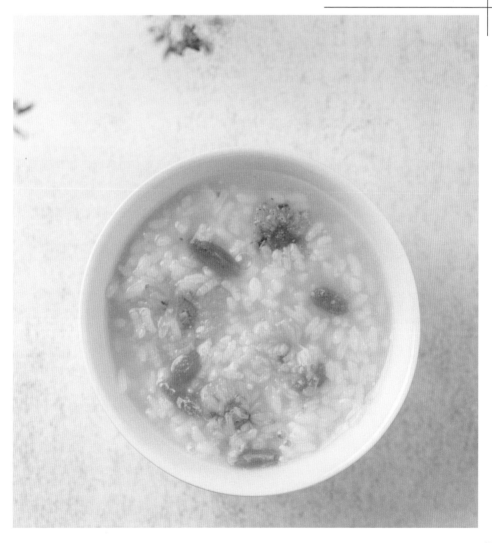

枸杞子的药理成分丰富，可有效降低血清胆固醇，预防和改善动脉粥样硬化症状，从而进一步降低血压、血糖和血脂，增强人体免疫力。

另外，经现代医学证明，枸杞子具有抑制肝脏脂肪堆积，促进肝细胞再生的作用，常食有利于养肝护肝，加之一定的补血功效，可改善视力下降、视物模糊、多泪等不适。

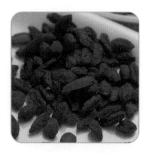

|其|他|菜|谱|推|荐|

1 木瓜枸杞粥

干制木瓜 10 克，枸杞子 20 克，大米 100 克，盐适量。将木瓜洗净，加入适量清水煎煮浓汁，去渣留汁，加入洗净的大米、枸杞子以及适量清水，小火熬煮，待粥将成时加入盐调味即可。

2 玫瑰枸杞子鱼片汤

玫瑰花 20 克，枸杞子 30 克，鱼肉片 150 克，水淀粉、盐、胡椒粉各适量。将玫瑰花洗净，切丝；鱼肉片码味上浆。砂锅置于火上，加入适量清水，调入盐、胡椒粉拌匀，再放入枸杞子，小火慢煮，待鱼肉熟透时撒上玫瑰花丝即可。

3 枸杞子银耳蛋羹

枸杞子 20 克，银耳 25 克，鸡蛋 2 个，元贞糖适量。将枸杞子洗净；银耳用清水泡发，洗净；鸡蛋取蛋清打散。锅中倒入清水，放入银耳，大火煮沸后改用小火熬煮，加入元贞糖，打入鸡蛋清煮熟，再加入枸杞子煮熟即可。

实用便利贴

枸杞子极易受潮发霉或遭虫蛀，且容易变色，故需妥善储存，以更好地防潮、防蛀、防闷热。可在塑料袋中放入装有生石灰的小袋，然后放入枸杞子，抽出袋内空气，并密闭，置于阴凉处保存。

🤖 运动时要做好眼部防护

1. 出游是一项很好的运动方式，但是夏日阳光太足，紫外线太强烈，容易诱发白内障，所以，不管是糖尿病患者还是正常人，在夏季外出游玩或者运动时，都需要打遮阳伞、戴上防护眼镜，比如防紫外线的眼镜。

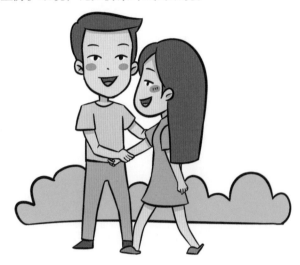

2. 不要进行剧烈运动：跑步、打球等运动都不适合糖尿病并发眼病患者，因为患者的视盘或视网膜上的血管壁薄而脆弱，容易发生破裂而导致出血。尤其是那些需要头部振动或长时间的剧烈运动，眼部的玻璃体动荡增加，视网膜会因此受到影响，进而发生视网膜脱落或剥离，视力会突然下降，甚至更严重。

3. 避免举重物或蹲马步，容易使眼压升高，造成眼部不适。

4. 避免低于腰部水平线的活动，比如系鞋带、做俯卧撑或倒立等，容易造成眼压过高，导致眼病产生。

🤖 生活中还可以这样保护双目

1. 洗眼法：在脸盆中倒入温水，把脸放入水中，睁开双眼，使眼球上下左右各移动 9 次，再顺时针、逆时针各旋转 9 次。

2. 熨眼法：端坐，全身放松，闭上双眼，双手搓热后直接捂住双眼，然后猛地拿开双手，眼睛同时用力睁开。反复操作 5 次左右。

3. 低头法：蹲下，双手分别扶住两脚的五趾，并稍稍用力向上扳脚趾，尽量使头部朝下低，使血液汇聚到头面部，滋养我们的耳目。

4. 牛奶护眼法：将纱布折叠成小片，直接放入牛奶中浸透，然后覆盖在眼皮上，30 分钟后取下即可。

第七，糖尿病并发皮肤病变

血糖偏高，毛细血管病变，皮肤的抵抗力会下降，容易出现皮肤感染，比如真菌或细菌感染，感染后还不容易愈合，会给患者带来极大的痛苦。

※自觉症状

◎面色呈红色。

◎手足有烫伤样水疱或大疱（水疱单发与多发均有，疱壁很薄，内含透明浆液，周围无炎症性红晕，水疱大小不固定）。

◎腰背部及下肢会有顽固持久的瘙痒不适，皮肤也会很干燥，甚至伴有皮肤抓痕、结痂、脱屑、抓破处皮肤感染等问题。

◎皮肤麻木、针刺感、疼痛或灼痛不适，特别是足部会有异样的不适感。

◎足部有疼痛感，容易发生溃疡，创口甚至会化脓以及坏死，愈合还比较困难。

◎膝盖、肘部、背部以及臀部皮肤上突然出现黄色丘疹或小疙瘩，小的呈米粒样，大的呈大豆粒样，表面有光泽，一般不痒，但是摸起来会感觉皮肤比较硬。

※发病原理

糖尿病并发皮肤病变，可发生在糖尿病的每一个时间点里，而且病因还有点复杂，大致可以分为以下三种：

◎微血管障碍：比如糖尿病皮肤潮红、紫癜、丹毒样红斑、糖尿病性大疱。

◎代谢障碍：比如糖尿病性黄疸、眼睑黄疸、糖尿病性硬肿病、皮肤瘙痒症。

◎糖尿病引起皮肤感染：化脓性皮肤感染、毛囊炎、真菌感染、手足癣、股癣。

※对症施治

首先要控制糖尿病，皮肤病变方可减轻一些，再采取对症治疗来缓解皮肤上的不适。

※重在预防

1.夏季是皮肤感染的高峰期，此时的糖尿病患者尤其要注意个人卫生，勤换衣裤，保持皮肤清洁，多晒被褥，保持居住环境整洁。

2.夏季穿衣服较少，要避免各种外伤的发生。一旦发生外伤，要及时消毒，保护好伤口，以免给细菌入侵的机会，发生反复感染。

合理饮食，呵护肌肤

合理饮食，在稳定血糖的基础上，积极地预防或改善皮肤病变的发生与发展，甚至促进皮肤病变的愈合。

【饮食原则】

1.戒烟忌酒,辛辣、温热刺激性食品最好也不要食用,巧克力、糖果等甜食要少吃。

2.多吃一些清热解毒、促进排毒的食物,比如金银花、马齿苋、丝瓜、黄瓜、冬瓜等。

3.提倡饮食清淡，多吃富含纤维素的新鲜蔬菜与水果，改善肠道功能，增加排便次数，避免便秘，进而消除皮肤瘙痒不适。

4.少吃发性食物,比如虾、羊肉、牛肉等,以免加重病情,影响皮肤病变的愈合。

食物种类	宜吃食物	忌吃食物
果蔬类	柚子、橙子、苹果、白菜、芹菜、白萝卜、油菜、胡萝卜、西红柿、冬瓜、黄瓜、菠菜、马齿苋等	桂圆、荔枝、榴莲、甜瓜、香椿等
谷豆类	燕麦、玉米、黑米、糙米、豌豆、绿豆、黑豆等	糯米等
肉蛋奶类	猪血、脱脂牛奶等	肥肉、羊肉、狗肉、奶油蛋糕等
水产、菌菇类	海带、银耳、黑木耳、香菇等	虾、螃蟹、胖头鱼等
饮品类	绿茶、金银花茶等	浓茶、咖啡、烈酒等
其他类	生姜、核桃等	干辣椒、蒜、芥末、胡椒、奶油、糖果、辣酱等

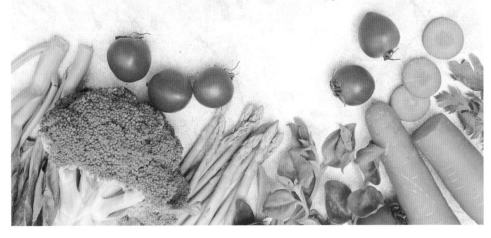

【菜谱推荐：黄瓜煮粥喝】

黄瓜绿豆粥

材料 大米 50 克，绿豆 30 克，黄瓜 1 根。

调料 盐 2 克。

做法

❶ 将绿豆、大米分别洗净，绿豆浸泡 1 小时左右，大米浸泡 20 分钟左右；黄瓜洗净，去蒂，切丁。

❷ 将绿豆与适量清水一起倒入锅内，大火煮沸后改用小火煮至粥将成时，倒入大米，煮至绿豆开花、大米熟烂，放入黄瓜丁，撒入盐调味。

食用 早餐或晚餐食用，每日 1 次。

【专家说】绿豆不容易熟烂，所以需要提前浸泡。

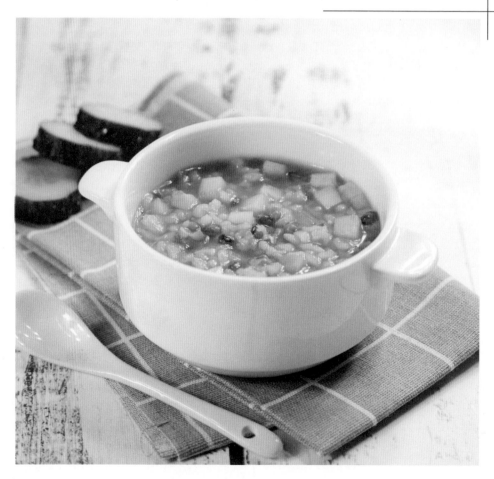

黄瓜属于低热量、低脂肪、含糖量低的优质蔬菜。其中所含的丙醇二酸物质能够有效地抑制糖类物质在体内转化为脂肪，也就有效地抑制了肥胖的发展与餐后血糖上升的速度。黄瓜还富含柔软的细纤维，能够促进肠道中的腐败物质及时地排出体外，不仅能够降低胆固醇，降低血脂、血压及血糖，还能帮助体内废物排出，净化身体，可在一定程度上预防或延缓糖尿病并发皮肤病变的发生与发展。

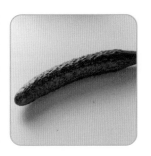

|其|他|菜|谱|推|荐|

1 虾仁黄瓜沙拉

虾250克，黄瓜1根，柠檬半个，生菜叶、玉米粒、亚麻籽油、胡椒粉、黑芝麻各适量，盐少许。将虾剥好，煮熟，捞出。黄瓜去皮、切丁。将生菜叶清洗干净，沥水。将所有菜倒入大碗内，挤一些柠檬汁，淋入亚麻籽油，调入胡椒粉、盐拌匀，撒入黑芝麻即可。

2 黄瓜炒肉片

黄瓜100克，猪瘦肉200克，红椒、植物油、盐各适量，五香粉、酱油、鸡精、葱各少许。将黄瓜洗净，切成菱形块；猪瘦肉洗净，切成片；红椒切成斜段；葱切段。热锅，倒入油，烧热，下入肉片，煸炒至肉变色，加入葱段、红椒段炒香，再加入黄瓜块，放入调料翻炒片刻即可。

3 蛤蜊黄瓜汤

蛤蜊200克，黄瓜半根，生姜2片，蒜2瓣，辣椒半个，盐、鸡精、植物油各适量。将蛤蜊清洗干净；黄瓜切片；辣椒切片；蒜、生姜分别切末。热油，加入姜末、蒜末、辣椒片爆香，加入黄瓜片翻炒，加入盐，倒入蛤蜊稍微翻炒两下，加入适量清水，大火烧开，煮至蛤蜊壳爆开，加入鸡精调味即可。

实用便利贴

无论是煮黄瓜还是炒黄瓜，时间都不宜太久，以免破坏了黄瓜本身维生素的营养价值。另外，肠胃稍弱的糖尿病患者最好少吃些。

坐姿蝴蝶式，皮肤更健康

皮肤干燥瘙痒的糖尿病患者坚持适度的运动锻炼，达到全身稍微出汗，就可以促进人体的血液循环新陈代谢，有助于滋润皮肤，防止皮肤干燥、瘙痒、脱皮等不适症状。

对于糖尿病并发皮肤病变患者，下面这套简单的坐姿运动，有利于排出体内多余的废物，滋养皮肤，改善皮肤瘙痒、干燥等不适。

【练习步骤】

1. 坐姿，上体保持直立，两脚脚心相对，双手握住双脚，让双腿上下摆动，每次做5分钟（图①）。

2. 双脚脚心相对，将上半身往前倾，持续10 ~ 20秒，如此反复进行3 ~ 5组。根据自己的承受能力调整动作强度即可（图②）。

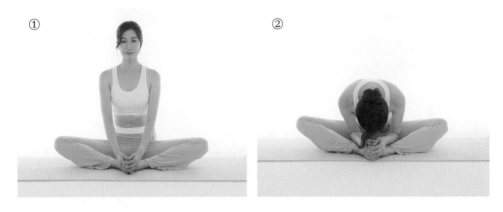

① ②

【练习小叮咛】练习过程中，臀部不可抬起，要尽量下压并贴地。身体下压前倾幅度依个人情况而定，不必勉强。

这些细节也要注意

◎在选用洁肤品时，宜用不含碱性物质的膏霜型洁肤品，用温水洗脸，有时也可不用香皂，只用清水洗脸。

◎护肤品应选择低刺激性、滋润度高、功能上具有保湿的护肤乳液或乳霜。

◎可选用干性皮肤的面膜敷脸，一般情况下，敷脸15 ~ 30分钟即可。

◎尽量少化妆，出门注意防晒。

◎洗澡时间不宜过长，水温保持在39℃左右；不要经常搓澡，以免破坏皮肤表面的皮脂膜；可选用中性或弱酸性、不含香精、防腐剂等化学刺激成分的沐浴液；洗完澡后，可趁皮肤还未全干时涂上滋润皮肤的乳液或护肤品。

第八，糖尿病并发脂肪肝

脂肪肝往往与糖尿病同时发生，糖尿病患者一旦出现肝脂肪代谢紊乱，细胞就会受到严重损害，心脑血管疾患也会不期而遇，从而加重糖尿病病情。

1型糖尿病患者较少发生脂肪肝。

2型糖尿病患者由于胰岛素分泌不足，机体对葡萄糖利用减少，游离脂肪酸显著增加，肝脏内脂肪合成亢进，容易诱发脂肪肝。当糖尿病控制后，脂肪变性可随之消退；如血糖控制不佳，尤其是酮症酸中毒时，肝脏往往迅速增大。

※自觉症状

轻度糖尿病并发脂肪肝患者，几乎没有明显的不适症状。但是血糖若是得不到及时地控制，病情加重的话，患者就会产生上腹部不适、厌食、腹胀、呕吐甚至肝脏肿大等症状。

※发病原理

糖尿病之所以并发脂肪肝，多半就是因为过度肥胖或酒精中毒。身为糖尿病患者，体内胰岛素分泌不足，严重降低了肝脏代谢脂肪的能力，同时减少了肝脏对糖的利用率，脂肪肝便会产生。

脂肪肝在一定程度上也会使胰岛素产生抵抗，导致体内糖代谢出现紊乱，血糖也会比较容易上升，长时间居高不下，进一步加重糖尿病不适。

※对症施治

尽量选用对肝脏损害较轻的降糖药物来控制血糖，也可以适量食用肌醇等治疗脂肪肝的药物，必要时还得注射胰岛素来稳定血糖。再通过有氧运动来减轻体重，积极地改善糖尿病并发血脂异常和高胰岛素血症，促使脂肪肝消退。

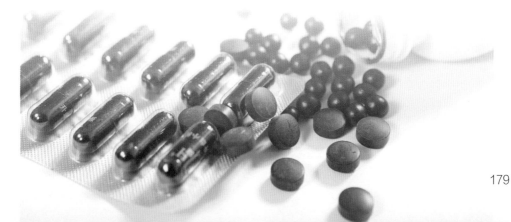

📖 合理饮食，保护肝脏

糖尿病脂肪肝患者的饮食有点复杂，不仅需要控制热量、忌口来减轻体重，还得改变不良的饮食习惯与方式，更好地控制血糖，促进脂肪肝的康复。

【饮食原则】

1. 适当增加膳食纤维的摄入量，每天食用新鲜绿色蔬菜 500 克左右。膳食纤维可促进肠道蠕动，有利于排便；它与胆汁酸结合，可增加粪便中胆盐的排出，有降低血脂和胆固醇的作用；它可降低糖尿病患者的空腹血糖水平，还可增加饱腹感，防止能量超标。

2. 宜食富含必需氨基酸的动物蛋白，如鱼类、瘦肉、牛奶等。

3. 宜适量摄入植物油类，植物油的总量不超过 20 克。因植物油富含不饱和脂肪酸及必需氨基酸，以多摄取单不饱和脂肪酸食物（如橄榄油、菜籽油和茶油）为佳。需要提醒的是，脂肪是人体健康所必需的，脂肪肝患者饮食中仍要含适量的脂肪。在控制脂肪摄入的同时，还要适当限制糖类的摄入。因为，如果摄入脂肪减少，而糖类物质摄入过多，机体仍可利用糖类或氨基酸来合成脂肪。

4. 忌高动物脂肪、高胆固醇饮食。因为这类食物会加重脂肪肝的病情，并促使脂肪肝向肝硬化发展，故必须控制其摄入量。

5. 宜吃富含维生素 E 及微量元素硒的食物。微量元素硒与维生素 E 联用，有调节血脂代谢，阻止脂肪肝形成及提高机体氧化能力的作用。

食物种类	宜吃食物	忌吃食物
果蔬类	苹果、猕猴桃、柚子、橘子、梨、菜花、西葫芦、芹菜、白萝卜、黄瓜、南瓜等	香蕉、桂圆、甘蔗、葡萄、柿子、金橘、甜瓜、甜菜等
谷豆类	莜麦、玉米、大豆等	方便面、油条等
肉蛋奶类	猪瘦肉、脱脂牛奶、蛋清等	腊肉、羊肉串、牛排、动物内脏、鸡皮、肥肉、蛋黄等
水产、菌菇类	泥鳅、黄鳝、鲫鱼、鳗鱼等	螃蟹、胖头鱼、鱼子等
饮品类	菊花茶、淡绿茶、枸杞子茶等	浓茶、咖啡、烈酒、碳酸饮料等
其他类	橄榄油、菜籽油、蒜、生姜等	咖喱、咸菜、酱菜、胡椒、辣椒、烧烤酱、鸡汤等

【菜谱推荐：西蓝花炒着吃】

素炒西蓝花

【材料】西蓝花 200 克，胡萝卜、黑木耳各 50 克。

【调料】盐、生抽、鸡精、植物油、葱花各适量。

【做法】

❶ 将西蓝花切成小朵。胡萝卜削皮，切成片。黑木耳泡发好，撕成小朵。

❷ 开水锅里放入西蓝花、胡萝卜片，稍微烫一下即可捞起沥净水。

❸ 开水锅内放入黑木耳，煮约 10 分钟，捞出沥水。

❹ 起油锅烧热，放入西蓝花、胡萝卜片、黑木耳，中火翻炒至熟透，加入盐、生抽、鸡精调味，撒上葱花即可。

【食用】佐餐食用，一周 2 次。

【专家说】西蓝花中含有少量的容易导致甲状腺肿大的物质，故食用了西蓝花之后最好能够吃点含碘丰富的食物，比如海带、紫菜、海苔等，甚至可以用碘盐来烹调西蓝花！

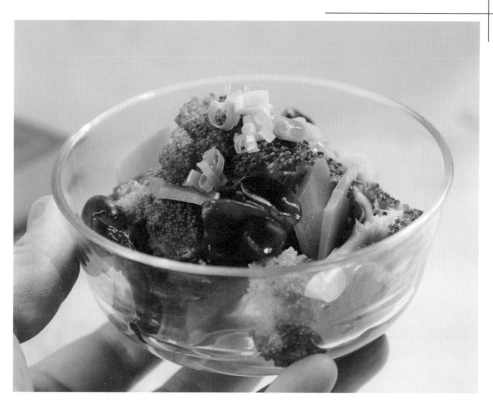

西蓝花属于低热量、高膳食纤维食物，能有效降低肠胃对葡萄糖的吸收，有助于延缓餐后血糖的升高，稳定糖尿病患者餐后血糖值。

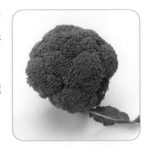

而且，西蓝花含有丰富的维生素 C，可增强肝脏解毒能力，同时促进肠胃蠕动，帮助排泄废物，减轻肝脏负担，有效地改善脂肪肝等问题。

另外，西蓝花中含有类黄酮物质，它是一种良好的血管清理剂，能有效地清除血管上沉积的胆固醇，减少糖尿病并发脂肪肝及心脏病的发生。

|其|他|菜|谱|推|荐|

1 肉碎西蓝花

西蓝花、胡萝卜各 50 克，肉末 100 克，盐、鸡精、生抽、植物油各适量。将西蓝花洗净，用手掰成小朵。将胡萝卜去皮，切片。将胡萝卜片、西蓝花入沸水锅内，烫熟，捞出沥干水分，将西蓝花、胡萝卜片用生抽、盐、鸡精拌匀，腌制 10 分钟左右。热油锅，放入肉末滑炒至变色熟透，直接倒在西蓝花与胡萝卜之上。

2 红椒西蓝花

西蓝花 250 克，红椒 1 个，盐、生抽、植物油各适量，蒜片少许。将西蓝花洗净，掰成小块，然后用盐水浸泡 10 分钟左右，捞出，沥水；红椒洗净，去子，切块，还可用清水冲洗浸泡一下，去除辣味。热油锅，爆香蒜片，加入西蓝花翻炒 3 分钟左右，加入盐、生抽翻炒一下，待西蓝花断生时加入红椒块炒至熟即可。

实用便利贴

★切法：将西蓝花冲洗后，用剪刀从花簇的根部连接处剪下一个个花簇，或者用手直接掰下，这样能得到完整的花簇。

★西蓝花不要切得太碎，切得越碎，营养物质流失得越多，降糖及减重的效果也会受损。

★西蓝花不适合与猪肝一起吃，因为猪肝中的铁元素和西蓝花中的纤维素相结合之后会变成人体吸收不了的矿物质，导致食物营养的浪费。

🚇 按年龄段来运动

一般地，我们要根据自身的情况来决定运动项目。如果是年轻人，可以选择一些动作幅度大的运动，比如游泳或者骑自行车，这样不仅能够帮助治疗，还能够让人有个好心情，利于疾病的好转；对于老年人，就不要做幅度大的运动了，可以做一些简单的广播体操或者打打太极拳，同样能够帮助改善病症，逐渐恢复健康。

如果运动的效果起到了一定的作用，可以适当地增加运动量，这样会让身体更快地恢复，一般有氧运动是最好的选择，不仅能够锻炼身体，还能够让病症慢慢地好起来。

如果在运动中发生肝区疼痛或者容易疲劳的情况，要及时减少运动量，并进一步地检查身体情况，找到引起不适的具体原因，并听取医生的建议，进行科学治疗或者运动的调整等。

🚇 这些细节也要注意

1. 减轻体重可改善糖尿病和高脂血症，使脂肪肝消退。但减重需在医生的指导下进行，特别是伴有心肾疾病及肝损害明显的患者更要注意。因为如果体重骤减，就会导致脂肪组织中的脂肪入肝增多，并刺激胰岛素分泌增多，易发生脂肪肝或使原有脂肪肝的病情加重。

2. 宜充分合理饮水，平均每 3 小时应摄入 300 ～ 500 毫升。不要一次饮水过多，以免给心脏、消化道、肾脏、肝脏带来负担。睡前、夜间及晨起后饮水，则可降低血液黏稠度，促进新陈代谢，调理并保护我们的肝脏。

3. 忌吸烟，因为香烟中的尼古丁等有害物质不仅会损害肝脏，还会对微循环、呼吸系统等有害。

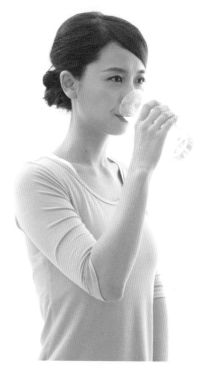

第九，糖尿病并发失眠

糖尿病患者若是不能尽早稳定血糖，长时间处于血糖偏高的状态，很容易引起自主神经功能紊乱，引发一系列神经性病变，失眠就是其中一种常见的并发症。若是不能及时地控制住病情，很有可能会使体内的抗胰岛素类激素分泌增多，引起血糖急速升高，形成恶性循环。

※自觉症状

患者难以入睡、入睡后易醒、醒后难以再次入睡、多梦、睡眠不深、早醒、彻夜不眠等。有些患者甚至伴随焦虑、抑郁、神经衰弱等，还会出现心悸、多汗、苦闷、坐立不安等，严重影响身体健康，加速糖尿病的病情恶化。

※发病原理

得了糖尿病之后，常常会出现尿频、尿急、尿不尽等症状，这种情况往往会导致患者的睡眠被中断，从而大大地降低患者的睡眠质量，导致失眠。而且，糖尿病患者需要控制饮食，晚间通常会出现饥饿不适，这种情况同样会导致失眠症状的加重。

※对症施治

患者在出现失眠的症状之后，应该及时地纠正自己的血糖水平，将血糖控制在正常的范围之内，这样可以有效地缓解患者尿频、尿急、尿不尽的症状，从而提高患者的睡眠质量。

患者还应该放松心情，平时不要处于焦虑紧张的情绪中，否则容易对睡眠造成影响。在日常的生活中，患者可以多进行体育锻炼，这样不但可以增强身体素质，提高免疫力，降低血糖水平，还可以让身体快速的自觉疲劳，帮助患者在晚上快速地入睡。

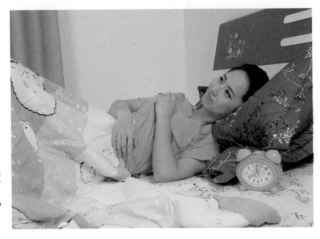

🚇 合理饮食，改善睡眠

饮食是生活中不可或缺且不可大意的一部分，它能起到调节心智、安神定心的作用，因此，糖尿病并发失眠患者不妨通过饮食来调整睡眠、克服失眠。

【饮食原则】

1.脂肪类食物不可多食，但又不可不食。缺乏脂类影响大脑的正常思维，多食则使人精神不振，甚至引起发胖。

2.心理压力大时，消耗的维生素 C 显著增加，所以想要调整睡眠，最好多补充些富含维生素 C 的食物，尽可能多吃新鲜蔬菜、水果等。

3.补钙可安神，可以有意识地多喝些牛奶、酸奶以及多吃些鸡蛋、鱼类等富含钙质的食品，发挥钙的镇静作用，调理睡眠。

4.多吃些有益消化、开胃的食物，比如薏米、莲藕、冬瓜、黄瓜、西红柿等，避免肠胃不适导致失眠。

5.多吃些有利于提高睡眠质量的食物，比如莲子、酸枣仁、桑葚、银耳等，促进睡眠。

6.不要暴饮暴食，不要吃得太油腻，以及不易消化的食物等，以免加重肠胃负担，影响睡眠。

食物种类	宜吃食物	忌吃食物
果蔬类	苹果、猕猴桃、柚子、橘子、梨、菜花、西葫芦、芹菜、白萝卜、黄瓜、南瓜等	山竹、荔枝、甘蔗、葡萄、柿子、韭菜、甜瓜、甜菜等
谷豆类	薏米、玉米、大豆、土豆、燕麦、小米等	糯米等
肉蛋奶类	瘦猪肉、脱脂牛奶、蛋白等	动物内脏、鸡皮、肥肉、蛋黄
水产、菌菇类	香菇、银耳、鲤鱼等	螃蟹等
饮品类	黄连茶、淡绿茶、枸杞子茶等	浓茶、咖啡、烈酒、碳酸饮料等
其他类	莲子、杏仁、酸枣仁等	咸菜、酱菜、胡椒、辣椒、蒜、葱、冰激凌、白瓜子等

【菜谱推荐：酸枣仁煮粥喝】

酸枣仁粥

材料 酸枣仁 30 克，大米 100 克。

做法

❶ 将酸枣仁放入砂锅中，加入 1500 毫升清水，用小火煎汤，煎至剩余 1000 毫升的水时滤去药渣，留下药汤。

❷ 将大米淘洗干净，放入药汤中，小火慢熬，待米熟粥稠时即可。

食用 空腹温服，每日 1 次。

【专家说】如果觉得味道不够，可以少量加入一些盐调味，并搭配其他配菜一起食用。甚至可以将大米换成小米煮粥，改善睡眠的效果也不错。

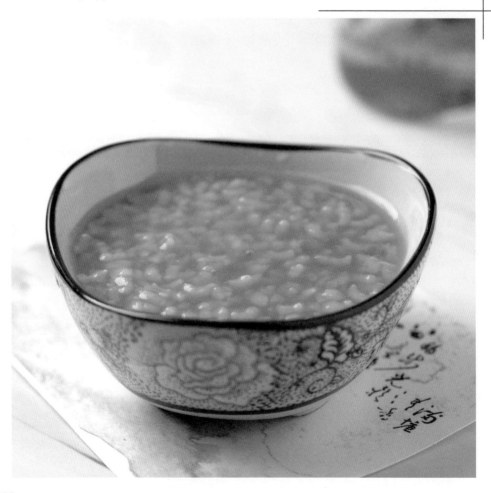

酸枣仁含有很高的营养价值，其中所含有的多种维生素、大量脂肪油、三萜类、酸枣仁皂苷以及蛋白质等，这些都是人体正常运转所必需的，具有改善睡眠的效果，对于改善身体虚浮、睡眠不好、出虚汗的情况有一定帮助。

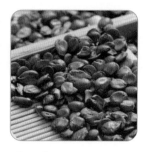

酸枣仁中含有酸枣仁总苷，这种物质进入身体之后能够有效地降低血清中所含有的胆固醇，同时还可以提高高密度脂蛋白的含量，起到调节血压、血糖、血脂，防治动脉硬化的作用。

酸枣仁具有非常明显的镇静作用，能够有效的调节中枢神经，令身体进入睡眠状态，提高睡眠质量。如果人体出现了心烦意乱或者睡不着及睡眠质量欠佳的情况，酸枣仁就能帮上忙。

|其|他|菜|谱|推|荐|

1 酸枣仁夏枯草瘦肉汤

猪瘦肉 250 克，夏枯草、酸枣仁各 30 克。将夏枯草去杂质，洗净；酸枣仁洗净。猪瘦肉洗净，切块。把全部材料一起放入锅内，加清水适量，大火煮沸后，小火煮 3 小时，加盐调味即可。适量饮汤食肉。

2 酸枣仁参须茶

酸枣仁 15 克，人参须 5 克，红茶 3 克。将酸枣仁、红茶一起研磨成细粉末。人参须放入砂锅中，加入适量清水，小火煎煮 2 小时左右，去渣留汁。倒入酸枣仁及红茶粉末，调匀即可。代茶频饮，温服。

实用便利贴

酸枣仁是慢性失眠者的保健佳品，为了保证酸枣仁最大功效的发挥，首先就要确保其质优。

◎酸枣仁的种子呈扁圆形或类似椭圆形，不论是哪种外形，选购时都要保证颗粒大、种子摸起来感觉饱满。

◎表面可呈紫红色或紫黑色，选购时以外皮紫红、光滑且富有光泽者为佳。

◎断面可见油性丰富、外部没有杂质、闻之气微、食之味淡者为佳。

🖥 放松运动，助眠安神

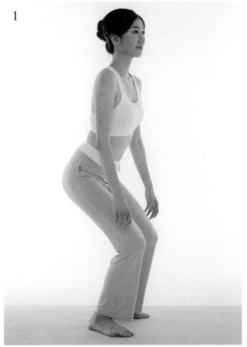

睡不好的人，可以在睡觉前做一些放松运动，通过放松手臂、双腿等来逐渐放松全身，进而放松大脑与神经，在一定程度上提高睡眠质量。

【练习步骤】

1. 两臂放松法：每晚睡前，站立在床前，双臂自然下垂，弯曲双膝，使全身上下小幅度颤抖，两臂也随之颤抖，直至自觉全身放松为止。（图1）

【注意事项】手臂下垂时，尽可能地慢慢地放松全身；抖动双臂时，可以轻微地甩动并抖动，有利于进入放松状态。

2. 仰卧安眠法：仰卧，将双手手掌置于下腹部，左腿弯曲，脚心贴在右腿内侧。舌头顶住上颚，进行腹式呼吸，并将注意力集中在下腹部，双腿交替进行。（图2）

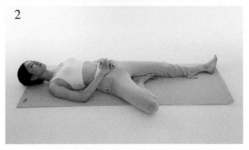

🖥 这些细节也要注意

【睡前按摩，轻松入眠】

1. 指甲端按摩头皮：两手的食指、中指、无名指弯曲略成45度，用指甲端来回快速按摩头皮2分钟左右。该方法有利于增强血液循环，帮助人们快速入眠。

2. 双掌搓耳朵：两手掌拇指指侧紧贴前耳下端，由下而上，再自前向后，用力揉搓两个耳朵2分钟左右。该方法有利于稳定情绪，安神助眠。

【这样做也能改善睡眠】

1. 枕边放点洋葱：晚上若是睡不着或睡不香，可以取适量洋葱，洗净后捣烂，然后装入小瓶内，密封，睡前打开盖，闻其气味，10分钟左右即可帮助入眠，坚持使用10天至1个月左右，可明显提高睡眠质量。

2. 芳香疗法：可将干燥的薰衣草花瓣做成香包，放入枕头内。薰衣草含有特殊成分，有一定的镇静作用，可调整自律神经，从而有效抑制神经过于兴奋，帮助更好地入睡。

第十，糖尿病口腔并发症

糖尿病患者易患上多种感染性口腔疾病，若是本身就患有某种口腔疾病，如口腔溃疡、牙周炎等，一旦发现糖尿病，口腔疾病会难以控制，并反复发作。

※自觉症状

◎牙周炎：最多见的症状是牙龈出血，时间长了，牙齿会松动，甚至会脱落。

◎口腔真菌感染：多为念珠菌感染，表现为嘴里出现白膜、红斑、口角炎。

◎糜烂性扁平苔藓：这个病是仅次于复发性口腔溃疡的口腔黏膜病，表现为口腔黏膜网状白纹、发红，有的患者会发生黏膜糜烂，产生疼痛感。此病不会像复发性口腔溃疡能自愈，往往持续时间长。由于口腔内长期存在创面，有癌变的可能。

◎颌面部软组织感染：主要是细菌感染，导致局部蜂窝组织炎，表现为红、肿、热、痛，可能伴有发热不适。

◎龋病：糖尿病患者的唾液量减少，对口腔的清洁作用减弱，致龋菌生长。

※发病原理

糖尿病与口腔疾病存在着密切关系：

◎糖尿病患者的唾液量相对减少，而且唾液的流速也在减慢，唾液里面的葡萄糖浓度在升高，唾液的 pH 值在下降，这使口腔的自洁能力开始下降。

◎口腔内环境的改变，容易引起各种病原微生物的滋生和繁殖，糖尿病患者很容易发生多种口腔疾病，比如舌炎、口腔黏膜炎、龋齿、牙龈炎、牙周炎等。

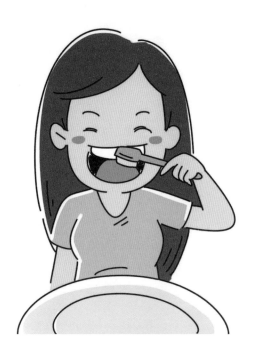

※对症施治

糖尿病患者需要做到两点：一是控制血糖，稳定病情；二是保持口腔的卫生。出现任何口腔不适，都要及时到口腔科，检查口腔的健康状况，及时处理。

🚇 合理膳食，保护牙齿

这类患者最好要根据自身体重制定合理的饮食计划，尽可能地选择低糖食物，同时要保证所选的食物对我们的牙齿有益无害。

【饮食原则】

1. 牙齿需要钙：钙是牙齿的主要组成部分，糖尿病患者在饮食中应注意摄取富含钙质的食物。此外，在烹饪含钙食物时，适当放点醋，有助于钙质的溶解。

2. 牙齿需要镁：镁是维持人体正常活动的必需矿物质之一。在日常生活中，钙的补充受到人们的重视，其实补钙的同时更不能忽视镁的补充，只有在钙与镁的比例达到 2：1 时，才能使二者在人体内达到一个平衡，确保两种矿物质都能得到合理的利用。镁与钙相辅相成，二者都能改善骨质疏松，坚固骨骼与牙齿。所以在食用含钙食物的时候，不妨搭配一些富含镁元素的食物。

3. 牙齿需要磷：磷也是从牙齿的主要成分之一，也是保持牙齿坚固不可缺少的营养素，还对牙龈与牙槽骨有益，可预防牙龈萎缩、牙齿松动等。

4. 牙齿需要维生素 D：维生素 D 有助于人体促进钙、磷的吸收，让牙齿健康。

5. 牙齿需要维生素 C：严重缺乏维生素 C 的人牙龈会变得脆弱，容易出现牙龈肿胀、流血、牙齿松动或脱落等症状。适量摄取维生素 C，可以防止牙齿脱落。

6. 牙齿需要钼：钼能增强牙齿的硬度和坚固度，预防龋齿。

食物种类	宜吃食物	忌吃食物
果蔬类	扁豆、萝卜缨、草莓、苹果、梨、橙子、洋葱等	韭菜、香菜等
谷豆类	糙米、小米、玉米、荞麦面、燕麦、大豆、黑豆、豌豆、豇豆、豆腐等	无
肉蛋奶类	猪瘦肉、牛肉、牛奶、乳酪、鸡蛋等	肥肉、动物内脏等
水产、菌菇类	海鱼、香菇、蘑菇等	无
饮品类	淡绿茶等	碳酸饮料等
其他类	花生、黑芝麻等	酱油、花生酱、罐头食品、番茄酱、生姜、蒜等

竹笋豆腐汤

材料 竹笋 250 克，豆腐 500 克。

调料 盐少许，香菜段适量。

做法

❶ 将竹笋洗净，切斜段；豆腐洗净，切成块。

❷ 将竹笋段、豆腐块一起倒入砂锅中，倒入适量清水，大火煮沸后改用小火煮汤，加入盐调味，撒上香菜段即可。

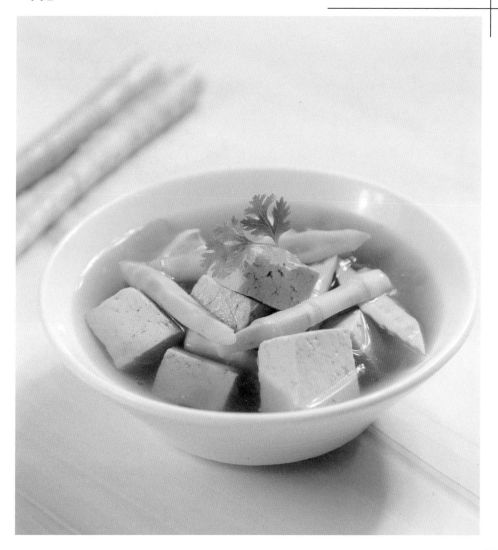

🦷 巴氏刷牙法，全面清洁口腔

巴氏刷牙法又称为龈沟清扫法或水平颤动法，是公认的有效去除龈缘附近及龈沟内菌斑的刷牙方法。具体操作方法如下：

1. 刷毛与牙齿表面成45°，轻压刷毛，使刷毛一部分进入牙龈沟，一部分进入牙间隙。

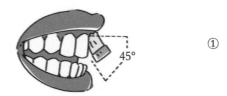

①

2. 以2～3颗牙为一组，做短距离（约1毫米）的水平震动4～5次。刷完这一组，再继续刷下一组，每次移动时应适当重叠，以免漏刷。

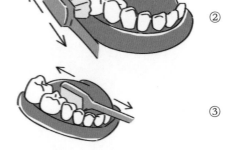

②

3. 牙齿的内侧面，也用同样的方法刷干净。

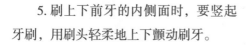

③

4. 刷牙齿咬合面时，要平握牙刷，力度适中来回刷。

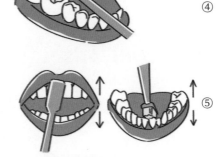

④

5. 刷上下前牙的内侧面时，要竖起牙刷，用刷头轻柔地上下颤动刷牙。

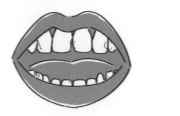

⑤

6. 将牙齿分为6个区域，按顺序刷就不会漏刷了。

⑥

第十一，糖尿病性低血糖

糖尿病患者需要接受降低血糖的治疗，所以低血糖的风险一直都存在，而且会随时发生在任何一位糖尿病患者身上，尤其是一些需要严格控制血糖的患者或者血糖值波动很大的患者。

※自觉症状

轻度低血糖：饥饿、心慌、手心或额头出汗、乏力、全身颤抖。

重度低血糖：大汗淋漓、视物不清、意识混乱、抽搐、头晕、昏迷、猝死。

※发病原理

一般来说，发生低血糖有以下几个病因：

◎胰岛素使用量不当，剂量大。

◎进食量太少或不能及时进餐。

◎活动量太大，体内热量消耗有点多，又不能及时地得到补充。

※对症施治

轻微的低血糖若不能及时地纠正，有进一步恶化、严重的可能性，丧失意识，根本没有办法自己处理。所以，最好在自觉低血糖不适时就重视起来。

1.尽快地测试一下血糖值，确定血糖偏低，可以吃苹果、喝果汁等来缓解不适。通常情况下，15~20分钟后不适症状会得到改善。千万不要用巧克力、冰激凌等方式来改善低血糖。

2.待15~20分钟过后，再测一次血糖，如果血糖仍然偏低或症状并没有减轻，重复治疗一次。觉得稍微好一点以后，再正常地饮食，促使血糖恢复正常。

※重在预防

1.按时进餐，尽量不要延迟吃饭。如果情非得已，还是先吃点饼干、水果等。

2.及时就医，在医生的指导下正确调整药物，药物的使用量不要随意增加，要调整药物的服用量必须征求医生的同意。

3.每天运动的时间、运动量最好保持恒定。如果需要大量运动，最好提前适当加餐，甚至可以询问医生是否可以减少胰岛素或降糖药的使用量。

4.保证每天都能自测血糖，并记录下来。

🚇 高纤维、高蛋白饮食，稳住血糖

糖尿病患者控制血糖需要在饮食上格外注意，这是至关重要的，但是还是要定时定量地进餐，不能为了限制饮食控糖就漏掉某一餐。甚至在血糖稳定的情况下，最好可以适当加餐，避免出现低血糖引发的意外。

【饮食原则】

1. 少量多餐，一天可以吃 5～6 餐。

2. 饮食要保证营养均衡，每餐主食要分配均匀，还得搭配富含蛋白质的食物，因为蛋白质能够刺激胰岛素的分泌，作用也稍缓慢，有利于防止低血糖的出现。

3. 增加高纤维食物的摄入，因为它有助于稳定血糖浓度。当血糖值有所下降时，可以将高纤维与高蛋白的食物搭配一起食用，比如麦麸饼与生乳酪就是完美搭配。

4. 限制糖的摄入，避免食用糖分含量太高的水果及果汁，比如桂圆、荔枝、香蕉等。

5. 随身携带点心。如果能够预见自己无法按时吃饭，最好事先吃些小点心垫饱肚子，所以，随身携带一些生糖指数稍高一点的食物还是非常有必要的。

食物种类	宜吃食物	忌吃食物
果蔬类	柑橘、苹果、胡萝卜、芹菜、菠菜、荠菜、茼蒿、西红柿、木瓜等	香蕉、桂圆、荔枝等
谷豆类	玉米、燕麦、大豆、绿豆、红豆等	加碱或发酵粉、小苏打制作的面食和糕点等
肉蛋奶类	猪瘦肉、瘦牛肉、鸡肉、脱脂牛奶等	肥肉、狗肉、香肠、动物内脏、蛋黄、松花蛋、全脂牛奶、全脂奶粉等
水产、菌菇类	海蜇、海参、青鱼、带鱼、鲫鱼、银耳、海带、香菇等	鱼肝、鱼子、螃蟹、鱿鱼、墨鱼等
饮品类	糖水、鲜榨果汁等	浓茶、咖啡、烈酒等
其他类	花生油、大豆油、菜籽油、橄榄油、蒜等	咸菜、酱菜、胡椒、辣椒油、辣酱等

西红柿土豆炖牛肉

材料 牛肉 400 克，土豆、西红柿各 100 克，洋葱适量。

调料 盐、植物油各少许，生姜适量。

做法

❶ 牛肉切块；土豆切块；西红柿切块；洋葱切片；生姜切片。

❷ 牛肉入锅煮沸，撇去浮沫，捞出。

❸ 热油锅，放入姜片，爆炒出香味，放入牛肉块、土豆块，快速翻炒，倒入西红柿块及清汤，大火烧开后改用中火，烧至牛肉松软、土豆散裂，放入洋葱片，撒入盐，大火收汁。

食用 佐餐食用。

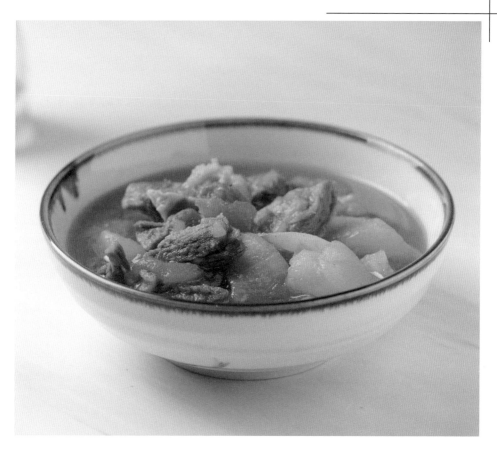

牛肉富含锌，锌可以帮助蛋白质合成，增强肌肉力量，提高糖尿病患者的身体免疫力，还可以提高胰岛素合成的效率。而且，牛肉富含硒元素，有利于促进胰岛素的合成。另外，为了预防低血糖的发生，糖尿病患者需要多补充些蛋白质，而牛肉就是蛋白质的主要来源之一，特别适合糖尿病性低血糖患者食用。

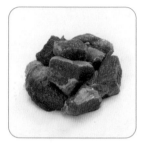

|其|他|菜|谱|推|荐|

1 枸杞洋葱牛肉汤

牛肉50克，洋葱5个，枸杞子30克，胡萝卜150克，土豆100克，胡椒粉、盐、植物油各适量。将牛肉洗净后切块，洋葱、胡萝卜洗净后切片，土豆去皮后洗净再切片；用胡椒粉将牛肉拌匀，然后入油锅炒至变色，再加入洋葱片一起炒，然后倒入砂锅中，放入枸杞子，加入适量清水，大火煮沸后改用小火慢慢煲，1小时左右后加入胡萝卜片、土豆片，再过半小时后调入盐拌匀即可。

2 胡萝卜炖牛肉

牛肉50克，胡萝卜20克，姜片、酱油、盐各适量。将牛肉洗净，切块；胡萝卜去皮，洗净，切块。将牛肉块、胡萝卜、姜片一起放入大碗内，大火煮沸后改用小火慢炖，待牛肉熟烂，加入酱油、盐调味即可。

3 山药牛肉粥

山药200克，牛肉150克，大米100克，盐适量。将山药去皮，洗净，切小块；牛肉剁成肉馅；将大米洗净，与适量清水一起入砂锅熬煮，大米煮熟后加入牛肉馅，煮沸，加入山药块，煮至粥稠肉香，加入盐调味即可。

实用便利贴

★炖牛肉时，可以放1个山楂或1块橘皮，味道清香，肉还熟得快。还可以加些醋，1千克牛肉倒入2~3大匙的酒或者1~2大匙的醋，牛肉更容易烂。

★牛肉不能经常吃，一周一次即可，以免影响消化系统。

🚇 运动时谨防低血糖

糖尿病患者应该进行适当运动来控制血糖，但在运动过程中要谨防低血糖的发生。选择什么运动更合适呢？

1. 散步：晨起散步 1 小时左右，睡前散步 20 分钟左右，长期坚持下去，有利于缓解低血糖情况。

2. 太极拳：运动幅度小，动作柔和，不会对糖尿病性低血糖患者产生伤害。

3. 打羽毛球：增强体质，调理身心，比较适合低血糖患者。只是在弯腰捡球后突然站起时，动作幅度要小一些，速度要慢一些。

【运动的注意事项】

★尽可能在餐后半小时至 1 小时参加运动，此时血糖较高，且不易发生低血糖。

★尽量避免在胰岛素或口服降糖药作用最强时运动，比如在短效胰岛素注射后 30 分钟至 1 小时，应减少运动量。

★凡进行中等以上运动量且持续时间较长时，应在运动前或运动中适当加餐。

★有条件自我监测血糖的患者在运动前后各测血糖 1 次，以便及时发现低血糖。

★进行长时间大运动量的运动，如郊游、爬山时，降糖作用可能比较持久，因此，除运动中需要加餐外，运动后也应增加进食。

【这些细节也要注意】

★避免饮酒，因为酒精会抑制肝糖原分解，容易诱发低血糖。

★早晨起床前先活动四肢或伸一个懒腰，不要猛然起床，以免大脑暂时缺血而造成低血糖。

★避免长时间蹲着或坐着。当你要站起来时，可以先闭上双眼，颈部前屈，再慢慢地站起来，持续 10 秒左右再开始走动，以免发生低血糖意外。

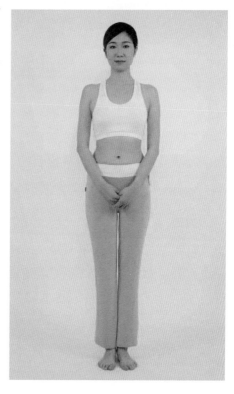

第十二，糖尿病酮症酸中毒

糖尿病酮症酸中毒是由于体内缺乏胰岛素而引起的糖与脂肪代谢紊乱，属于糖尿病的一种急性并发症。

※自觉症状

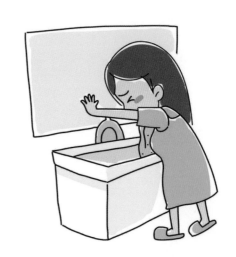

◎轻度患者表现为极度口渴、多饮、多尿；四肢无力、疲乏；食欲不振、恶心呕吐、偶然腹痛；头晕头痛、烦躁不安等。

◎重度患者表现为严重脱水，皮肤干燥，眼窝内陷；心动过快、呼吸急促、血压下降、手脚冰凉；甚至神志不清、昏迷。

※发病原理

◎糖尿病患者若是突然中断降糖药物或胰岛素治疗，或者突然减少药物或胰岛素的药量摄入，特别容易诱发酮症酸中毒。

◎饮食过量，吃得太甜、喝酒过量，或者腹泻不止、不停地呕吐，均会引起或加重代谢紊乱，从而诱发酮症酸中毒。

◎严重外伤、强烈的精神刺激等，使得血糖急速上升，同样诱发酮症酸中毒。

※对症施治

如果已经发生酮症酸中毒，应立即给患者多饮水，包括喝一些淡盐水，而且每隔2～3小时要注射短效胰岛素适宜的量（遵医嘱），并立即送往医院处理。

※重在预防

1. 饮食合理，定期运动。

2. 戒烟戒酒，避免过度劳累。

3. 高度重视食欲不振这一问题。

4. 合理用药，不可擅自停用降糖药或胰岛素注射等。

5. 预防感染，一旦发现感染的可能，就要密切监测血糖，及时就医诊治。

🍜 合理饮食，减轻中毒症状

【饮食原则】

1.酮症酸中毒还没有消失，但没有昏迷，只是食欲不太好，肠胃也很不舒服时，最好在接受静脉输液的同时也能吃些流质食物。

2.病情稍微稳定一些的酮症酸中毒患者，可以由流质食物逐渐过渡到半流质饮食，比如稀米粥、稠米粥、龙须面等。

3.酮症酸中毒症状完全消失时，根据自身的身体情况以及一些检查指标，制定热量适宜的软食菜单，三餐肯定很重要，但也可以适当加餐了。

病情发展时期	宜吃食物	忌吃食物
酮症酸中毒没有消失、未昏迷时	◎吃一些碱性水果，每次300克，一天可吃5~6次。 ◎其他碱性食物，比如新鲜蔬菜、豆类及其制品，可以适当吃一些。	生、冷、硬、油腻的食物
酮症酸中毒消失之后的第一天	以动物性食物为主，补充蛋白质与适量脂肪，比如鱼肉、鸡肉、鸡蛋、牛奶等	

牛奶粥

材料 大米、牛奶各适量。

做法

❶ 先用电饭煲做一锅米饭，用饭铲将米饭翻几下后加水，水略少于平时稀饭时水量。

❷ 稀饭熬煮好之后，若米汤过多，可以倒出一些米汤加入适当的牛奶，以刚好没过米的平面为止。

❸ 小火继续熬煮牛奶稀饭，并轻轻地、不间断搅拌直至汤滚开即成。

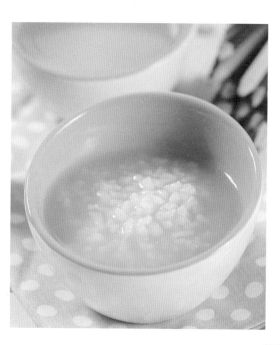

第十三，糖尿病其他并发症

🤖 糖尿病乳酸性酸中毒

※自觉症状

◎轻度症状为恶心、乏力、头晕、嗜睡、呼吸加深加快。

◎重度症状为呕吐、腹泻、头痛头晕、全身乏力、呼吸急促、血压下降、心跳过速、神志不清，甚至昏迷不醒。

※发病原理

乳酸代谢出现障碍、酮症酸中毒、某种感染等,都会引发组织缺氧、乳酸生成过多,氧化不及时,就会大量堆积在血液之中,进而诱发乳酸性酸中毒。

※对症施治

积极地控制血糖,稳定血糖,遵医嘱按时按量服用药物,但要慎用双胍类药物。饮食清淡,控制总热量,坚持低糖、低脂、高纤维饮食。

🤖 糖尿病高渗性非酮症综合征

※自觉症状

◎轻度症状表现为糖尿病的"三多一少"症状加重；皮肤干燥、心跳加速、血压下降、尿量减少。

◎重度症状表现为反应迟钝、喜欢睡觉、神志不清、昏迷,伴有抽搐、偏瘫、失语等神经系统病变。

※发病原理

糖尿病患者因某些原因引起血糖骤然升高,体内丢失大量的水分。一旦丢失的水分不能得到及时地补充,血糖、血钠、血浆渗透压就会随即升高,产生恶性循环,导致脱水进一步恶化,甚至开始意识不清。

※对症施治

合理安排饮食,绝对不限制饮水量,以免脱水更严重。保证睡眠,避免体内激素分泌压力变大而加重病情。防止各种感染及外伤、出血等应激情况的发生。